A SAÚDE DA MULHER

Manual prático de saúde física e emocional
para todas as fases da vida

Dr. JOSÉ BENTO

Médico ginecologista e obstetra

A SAÚDE DA MULHER

Manual prático de saúde física e emocional
para todas as fases da vida

Copyright © 2015 Dr. José Bento

Todos os direitos reservados. Nenhuma parte desta edição pode ser utilizada ou reproduzida – em qualquer meio ou forma, seja mecânico ou eletrônico –, nem apropriada ou estocada em sistema de banco de dados sem a expressa autorização da editora.

O texto deste livro foi fixado conforme o acordo ortográfico vigente no Brasil desde 1º de janeiro de 2009.

Este livro é uma obra de consulta e esclarecimento. Os dados apresentados possuem caráter meramente informativo e têm o objetivo de complementar – e não substituir – tratamentos ou cuidados médicos.

REDAÇÃO: Valentina Nunes
REVISÃO: Raquel Nakasone e Claudia Vilas Gomes
CAPA E PROJETO GRÁFICO: Cesar Godoy
FOTOGRAFIA DE CAPA: Rinaldo de Oliveira
ILUSTRAÇÕES: Snapgalleria (p. 14), Alila Medical Media (pp. 15, 20) / ShutterStock.com
IMPRESSÃO E ACABAMENTO: Bartira Gráfica

1ª edição, 2015

Dados Internacionais de Catalogação na Publicação (CIP)
(Câmara Brasileira do Livro, SP, Brasil)

Bento, José
    A saúde da mulher : manual prático de saúde física e emocional para todas as fases da vida / José Bento. -- São Paulo : Alaúde Editorial, 2015. Conteúdo: Puberdade -- Gravidez e parto -- Menopausa.

ISBN 978-85-7881-290-4

    1. Gravidez 2. Menopausa 3. Mulheres - Anatomia e fisiologia 4. Mulheres - Saúde e higiene 5. Puberdade I. Título.

15-03364   CDD-613.04244

Índices para catálogo sistemático:
1. Mulheres : Saúde : Promoção : Ciências médicas 613.04244
2. Saúde da mulher : Promoção : Ciências médicas 613.04244

2015
Alaúde Editorial Ltda.
Rua Hildebrando Thomaz de Carvalho, 60
São Paulo, SP, 04012-120
Tel.: (11) 5572-9474
www.alaude.com.br

Sumário

Apresentação 7

Capítulo 1 Conhecendo o próprio corpo 13

Sistema reprodutor feminino 13

Sistema endócrino 19

Capítulo 2 Puberdade – Tempo de transformações 27

As mudanças no corpo 28

As mudanças emocionais 36

Sexualidade à flor da pele 38

Cuidados com a saúde 47

Os principais problemas da saúde da mulher 62

Capítulo 3 Gravidez e parto – O início de uma nova vida 73

Primeiro trimestre (1ª à 12ª semana) 75

Segundo trimestre (13ª à 26ª semana) 81

Terceiro trimestre (27ª à 40ª semana) 86

A importância do pré-natal 89

Problemas que surgem na gravidez 98

A gravidez de gêmeos 102

Sexo na gravidez 103

Preparativos para o parto e o pós-parto.......................... 104

A amamentação 109

A alimentação na gravidez e na amamentação 112

Capítulo 4 Menopausa – A grande mudança da maturidade............. 117

Sintomas do climatério... 119

Como aliviar os sintomas do climatério............................. 128

Últimas palavras 135

Apresentação

Uma das primeiras lições que a natureza nos ensina é a de que tudo se transforma. E para perceber que o mundo está em constante mudança nem é preciso ir muito longe. É o dia que vira noite, o tempo que esfria ou esquenta, as estações que se sucedem.

Mas e as pessoas? As pessoas, como tudo ao nosso redor, também mudam. E muito. Mas não apenas de casa, roupa, estilo, aparência ou opinião. Elas mudam, sobretudo, porque o corpo humano se transforma continuamente. Essa é a lei da vida, da qual ninguém escapa.

Ter consciência de que o nosso corpo muda independentemente da nossa vontade é o primeiro passo para vivermos bem. Mas não basta só ter conhecimento disso. É importante sabermos o que acontece com ele em cada uma dessas etapas.

O tema deste livro é a saúde da mulher sob o ponto de vista das transformações pelas quais passa o corpo feminino ao longo da vida. Ainda que também o homem viva muitas mudanças (afinal, elas fazem parte da natureza humana), o organismo feminino, comparativamente, se altera muito mais, inclusive periodicamente. Isso se deve à capacidade de o corpo da mulher, mensalmente, durante a maior parte da vida, se preparar para gerar filhos. Minha intenção aqui é orientar você, leitora, nessas diferentes etapas, afinal, sentir-

-se bem é o maior desejo de toda mulher. Você é a prova disso. Quer estar bonita, saudável, de bom humor, sem dores – ainda que tenha de enfrentar as várias transformações que tanto afetam seu corpo: inchaços, menstruação, gravidez, parto, amamentação, menopausa.

Uma boa dica para atravessar bem tantas mudanças a serem vividas mensalmente e ao longo da vida é buscar manter o equilíbrio entre corpo, mente e ambiente. Em outras palavras, é preciso pensar no bem-estar como resultado de um conjunto de fatores que se inter-relacionam.

Ainda que o assunto deste livro seja a saúde do corpo feminino, antes eu não poderia deixar de mencionar a importância dos aspectos emocionais e sociais na vida de todos. Faço esse alerta porque durante muito tempo foi comum comparar o corpo humano a uma máquina, chamando-o até de "a máquina perfeita", o que acabou dando margem a muitos equívocos. De acordo com essa visão, a boa saúde do corpo dependia do bom funcionamento desse suposto "mecanismo", ou seja, da sincronia e atuação das suas "engrenagens".

O perigo dessa forma de encarar o corpo humano está no fato de as doenças serem vistas como resultado de "peças" danificadas. Nesse caso, muitos tratamentos se concentravam apenas no órgão com "defeito", com uma postura imediatista e isolada, deixando de considerar outros órgãos e aspectos não necessariamente físicos, o que muitas vezes terminava por prejudicar o organismo em vez de ajudá-lo.

De algum tempo para cá, depois de significativos avanços da ciência, o jeito de a sociedade cuidar do corpo humano mudou muito. Foi levantada a questão de que máquinas não têm emoções e sequer sofrem pressão social. Não basta, portanto, pensar em consertar "peças com defeito" para restaurar a saúde de uma pessoa: é preciso pensar também no contexto e na situação em que o indivíduo vive.

Para colocar tudo isso em termos práticos, pense no caso de uma jovem que está bem acima do peso, sente-se mal com isso e já tem sua saúde afetada. Ela se alimenta em excesso e a toda hora, sobretudo de salgadinhos e doces industrializados, não faz exercícios e está sempre insatisfeita porque não trabalha no que gosta e tem problemas pessoais não resolvidos, entre outras questões.

O tratamento mais correto para solucionar o caso dessa paciente deverá considerar sua completa reeducação alimentar, com uma dieta baseada em alimentos saudáveis. A paciente também deverá fazer acompanhamento psicológico para tratar sua compulsão alimentar e baixa autoestima, e ser orientada a resolver seus problemas pessoais e emocionais, procurando exercer atividades de que goste. Ou seja, o diagnóstico e o tratamento médico a ser indicado para essa paciente devem levar em conta seus hábitos, estado emocional e vida social, pois formam um todo que, afinal, influencia seu bem-estar e o equilíbrio do corpo.

Feita esta observação, que dá ideia de como nossa saúde é um assunto complexo e envolve vários fatores, não podendo ser encarada de forma imediatista nem a partir de modas passageiras, é hora de pensar como tudo isso se aplica às mudanças que naturalmente ocorrem na vida de uma mulher.

O conteúdo das próximas páginas começa pela puberdade e vai até a menopausa, abrangendo um período que normalmente se estende por cerca de quarenta anos e é regido pela intensa atuação dos hormônios. Essas substâncias que circulam pelo sangue são como mensageiros químicos que dizem ao corpo feminino a hora de amadurecer, ovular, menstruar, preparar-se para a gravidez, o parto e a amamentação, entre outras funções.

O primeiro passo da caminhada que proponho aqui é você conhecer a sua própria natureza, começando pelos principais órgãos femininos e seu funcionamento, principalmente sob o efeito dos hormônios. Para isso, no capítulo 1 explico quais são os principais órgãos do sistema reprodutor feminino e do sistema endócrino e como esses dois sistemas atuam nas mudanças que influenciarão a vida da mulher ao longo da vida.

A partir da puberdade, assunto do capítulo 2, toda menina começa a se transformar em mulher. Começando por volta dos 12 anos de idade, ela dura cerca de dois anos – o que é muito rápido para todas as mudanças radicais que acontecem nessa fase. Entre essas alterações estão o surgimento dos seios e das curvas do corpo, e o amadurecimento dos órgãos reprodutivos. O capítulo 2 também explica os principais problemas que podem afetar a saúde da mulher ao longo de sua vida e como preveni-los.

A gravidez é um momento único na vida de todas as mulheres que passam por essa experiência, e por isso o capítulo 3 se dedica a explicar todas as transformações que ocorrem durante esse período e quais são os cuidados necessários em cada etapa dessa fase especial.

Por fim, o capítulo 4 fala sobre a menopausa, que acontece perto dos 50 anos e é o momento em que a ovulação e a menstruação naturalmente se interrompem, fazendo com que a mulher passe a viver outras transformações, desta vez bem diferentes daquelas com as quais se acostumou por décadas. É importante observar que, com a crescente longevidade do ser humano, a menopausa vem se tornando um período longo, chegando a se estender por mais de trinta anos na vida de muitas mulheres.

Apesar de aos poucos se acostumarem com tantas alterações involuntárias vividas ao longo dos anos, é comum que muitas mulheres não saibam exatamente como e por que essas mudanças acontecem. Nomes como ovário, útero, colo do útero, ovulação, menstruação, gravidez e menopausa são termos conhecidos, mas o mesmo não acontece com trompas de Falópio, endométrio, folículo, estrogênio, dismenorreia etc.

Apresentação

Toda mulher precisa de um guia que responda boa parte de suas dúvidas e a oriente a entender seu corpo. Só assim, é possível vivenciar todas as fases da vida com equilíbrio, saúde e leveza. Essa é a razão pela qual decidi escrever este livro: porque ter a informação correta é sempre um conhecimento útil – e poderoso. Ao estar bem-informada, você enfrentará com tranquilidade e segurança as mais diferentes situações.

Portanto, meus conhecimentos neste livro estão a serviço dessa máxima: minha intenção é compartilhar meus conhecimentos justamente para ajudá-la, não importa a idade ou fase que atravesse, a estar bem-informada e sentir-se segura. Por isso, convido você a continuar comigo nas próximas páginas, nessa grande jornada de esclarecimento sobre o corpo feminino.

Boa leitura!

Dr. José Bento

Capítulo 1

Conhecendo
o próprio corpo

Com exceção da infância e da maturidade, a maior parte da vida da mulher, como se viu, é marcada pelas alterações corporais. São mudanças que se repetem mensalmente e com as quais ela acaba se acostumando, mas que ainda assim afetam seu cotidiano, gerando dores, inchaços, incômodos, mau humor e mal-estar. Para entender completamente esse processo é necessário compreender a estrutura dos órgãos femininos e como funcionam os hormônios que regulam o seu funcionamento. Por isso, antes de me aprofundar em distintas fases da vida da mulher, é preciso saber mais sobre o sistema reprodutor feminino e também sobre o sistema endócrino, pois ele tem um papel de grande importância para os ciclos femininos.

Sistema reprodutor feminino

A capacidade de gerar outras vidas e assim dar continuidade à espécie humana é uma característica exclusiva da mulher. Ainda que um dia a medicina e a ciência venham a propor alternativas à gestação natural e ainda que o cinema e os livros brinquem com a ideia de se ter crianças geradas por laboratórios e homens, essa é uma competência unicamente feminina.

A parte do corpo da mulher que dá a ela a capacidade de conceber uma nova vida está situada pouco abaixo de seu umbigo, no baixo ventre. A região, em termos médicos, é chamada de pélvis. É lá que interiormente se encontra o aparelho reprodutor da mulher – aliás, na mesma altura em que no corpo do homem fica o aparelho reprodutor masculino. São justamente as diferentes características e funções de cada aparelho reprodutor que distinguem os dois gêneros.

O aparelho reprodutor feminino é formado por importantes partes internas e externas. Internamente ficam dois ovários, duas trompas de Falópio (ou tubas uterinas), útero, colo do útero e vagina. E, externamente, a vulva e as partes que a compõem, além do monte de Vênus.

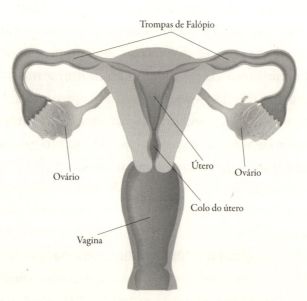

Partes internas do sistema reprodutor feminino

Conhecendo o próprio corpo

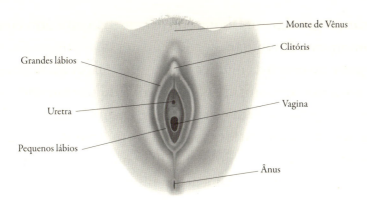

Partes externas do sistema reprodutor feminino

Ovários e óvulos

Com formato semelhante ao de uma amêndoa, os ovários são reconhecidos como os órgãos femininos por excelência. O motivo está justamente na função que eles desempenham: produzir e liberar os óvulos, assim como o de secretar importantes hormônios que comandam várias ações do organismo feminino, principalmente em relação à gestação.

Toda menina, desde o nascimento, traz quase 4 milhões de óvulos imaturos nos ovários. Com o passar dos anos, alguns vão sendo absorvidos pelo organismo e, com isso, o número de óvulos pode chegar a 400.000 na puberdade. Ao longo da vida, uma mulher terá liberado cerca de quatrocentos óvulos, normalmente um a cada vez que menstrua. Isso porque, nos ovários, os óvulos permanecem envolvidos por folículos, células responsáveis por acionar a sua maturação e liberação. Sob comando de hormônios específicos, a partir do momento em que os óvulos ficam maduros, ocorre a ovulação. Dá-se então o início do deslocamento desse óvulo por uma das trompas de Falópio até o útero.

A ovulação corresponde ao período mensal em que a mulher se encontra fértil. É um ciclo que culmina com duas situações possíveis:

a gravidez, se o óvulo for fertilizado pelo espermatozoide; ou a menstruação, se ele não for fecundado. Uma mulher em condições normais terá esse ciclo uma vez por mês ao longo de quatro décadas, fase da vida em que ela tem a capacidade biológica de se tornar mãe. Esse intervalo se estende da puberdade à menopausa, fases sobre as quais falaremos com mais detalhes nos capítulos seguintes.

Trompas de Falópio

Também chamadas de tubas uterinas, as duas trompas são canais com cerca de 7 a 10 centímetros de comprimento que ligam os ovários ao útero. É através delas que os óvulos liberados pelo ovário conseguem chegar ao útero ou, se a mulher tiver tido relações sexuais sem uso de métodos anticoncepcionais, serem fecundados pelos espermatozoides, como veremos mais adiante.

Útero e colo do útero

O útero é o órgão que melhor expressa as mudanças que marcam a vida das mulheres. Em outras palavras, se há um órgão com a capacidade de se alterar e se renovar mensalmente, é o útero.

Situado na cavidade pélvica, ele tem o formato de uma pera. Externamente, é envolvido por uma parede muscular extremamente espessa, o miométrio. E, internamente, por um revestimento vascularizado rico em glândulas, o endométrio, tecido que descama e compõe a maior parte da menstruação.

O útero também possui a capacidade de se contrair e se expandir, segundo a situação e o ciclo da mulher: ele tem o tamanho de um punho fechado, medindo cerca de 3 centímetros de largura e 7 centímetros de comprimento, principalmente no início da puberdade, mas pode se expandir durante uma gestação para abrigar um feto em formação de 2 a 4,5 quilos.

É essa capacidade de contração da musculatura que pode levar o útero a provocar dores, às vezes muito fortes. São as dores das cólicas menstruais ou as do parto. A primeira serve para eliminar o endométrio descamado quando não houve fecundação; a segunda, para facilitar a saída do bebê. Por outro lado, o útero também se contrai de prazer, quando a mulher tem orgasmos.

O útero termina em um estreito canal que recebe o nome de colo do útero, ou cérvix. Ali é produzido o muco cervical, que, durante a ovulação, facilita a entrada do esperma, que contém os espermatozoides, para que estes "nadem" rapidamente até os óvulos. Na gravidez, nesse mesmo local se forma uma espécie de tampão, que isola o bebê do contato com quaisquer substâncias vindas do exterior, via vagina.

Visível em um exame ginecológico e até acessível ao toque, o colo do útero é suscetível a várias doenças, sobre as quais falaremos nos próximos capítulos.

Vagina, vulva e monte de Vênus

Entre o colo do útero e a vulva, que é a parte externa da genitália feminina, encontra-se a vagina. Trata-se de um canal com comprimento de 7,5 a 10 centímetros, com funções claras: por ela saem a menstruação e os bebês (se o parto for normal) e entra o pênis, que lança a ejaculação durante a relação sexual.

A vagina é um órgão musculoso que contém glândulas encarregadas de liberar uma espécie de muco quando há excitação sexual da mulher. O objetivo é lubrificá-la e facilitar a penetração.

Na parte mais externa da vagina encontra-se uma membrana fina e maleável, chamada de hímen. Popularmente, acredita-se que a presença intacta do hímen seja uma prova de que a mulher é virgem. Por causa disso, tornou-se até comum, em certas culturas, exibir o lençol manchado de sangue após a lua de mel, como prova da virgindade da esposa.

Sabe-se hoje, porém, que não é bem assim: há mulheres que ainda na infância têm o hímen absorvido pelo organismo ou rompido em brincadeiras; em outras, ele é tão maleável que permanece intacto mesmo depois de a mulher ter tido relações sexuais. A presença ou não do hímen não é, portanto, indício de virgindade.

A vulva, como mencionei, é a parte externa da genitália feminina. Ela é formada por dois conjuntos de pregas constituídos de pele e mucosa, chamados de grandes e pequenos lábios. Os grandes lábios, mais externos e recobertos por pelos pubianos, são formados por tecido gorduroso. Já os pequenos lábios são mais finos, não possuem células de gordura e estão localizados mais internamente para proteger a abertura da uretra e a entrada da vagina.

Na parte superior da vulva está o clitóris, cuja função é dar prazer à mulher. O clitóris é constituído de tecido esponjoso, podendo aumentar de tamanho durante a excitação sexual. Ele tem essa capacidade porque é como o pênis masculino, já que ambos são formados pelas mesmas células durante as primeiras fases de formação do embrião. A diferenciação dessas células, que acabam virando clitóris ou pênis, dependendo do sexo do bebê, embora definidas já na concepção, só se evidenciam a partir da sétima semana de gestação.

Externamente e na parte de cima da vulva, já em direção ao ventre, encontra-se o monte de Vênus, também chamado de monte púbico, que é uma elevação constituída por tecido rico em gorduras. Coberto de pelos, sua função é proteger a superfície do osso púbico, principalmente durante o atrito das relações sexuais.

Sistema endócrino

Todo o funcionamento do sistema reprodutor, sobre o qual acabei de falar, é guiado pelo sistema endócrino, que é encarregado de regular o funcionamento do corpo e possui uma curiosa particularidade: ele envia comandos e recebe informações não por meio de ligações anatômicas e físicas, mas através dos hormônios.

Assim, todo o "serviço" de envio e recebimento de mensagens é feito pelos hormônios, que são secreções produzidas pelas glândulas que fazem parte do sistema endócrino. Como verdadeiros "mensageiros químicos", os hormônios viajam pela corrente sanguínea, informando, entre outras funções, a hora de certos órgãos e tecidos se desenvolverem. Eles também estabelecem o ritmo do metabolismo e determinam a necessidade de reações rápidas a imprevistos e perigos iminentes, por exemplo.

O mais interessante no funcionamento do sistema endócrino é seu mecanismo de retroalimentação, que garante que cada hormônio circule no sangue na quantidade ideal para realizar suas atividades. Para que isso ocorra, a ação de alguns hormônios depende do estímulo ou inibição de outros. Daí se diz que os hormônios possuem funções complementares, similares ou opostas.

Oito glândulas (individuais ou em duplas) compõem o sistema endócrino, nenhuma delas unida ou localizada muito próxima de outra. São elas: hipotálamo, hipófise (ou pituitária), timo, tireoide e paratireoides (quatro), pâncreas (ilhotas de Langerhans), suprarrenais (duas) e gônadas (um par em cada sexo: ovários nas mulheres e testículos nos homens). Nas mulheres, a placenta, que cresce no útero durante a gestação e estabelece a comunicação entre o corpo da mãe e o do bebê, também atua como uma glândula.

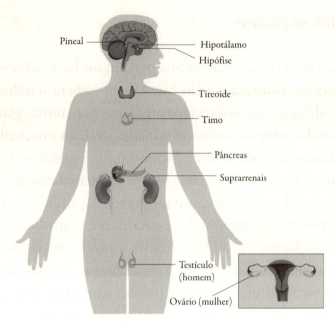

As glândulas do sistema endócrino

Hipotálamo

Localizado na base do cérebro, o hipotálamo não é uma glândula como as demais. Na verdade, é uma estrutura composta de massa cinzenta cerebral que se conecta diretamente à glândula hipófise e faz a ligação entre o sistema endócrino e o sistema nervoso. Por controlar a ação da hipófise no comando de outras glândulas, é chamado de "chefe" ou "regente" do sistema endócrino. O hipotálamo controla, entre outras funções, a temperatura do corpo, a fome, as emoções e o comportamento sexual, participando ainda do controle dos batimentos cardíacos.

Hipófise, ou pituitária

Também situada no cérebro, mas em sua base, sobre o céu da boca, a hipófise, controlada pelo hipotálamo, libera sete hormônios que agem diretamente nos tecidos orgânicos e em outras glândulas, como a tireoide, as suprarrenais e as gônadas (ovários e testículos). É ela que produz os hormônios LH (hormônio luteotrófico) e o FSH (hormônio folículo estimulante), sobre os quais falaremos no próximo capítulo. Ela se divide em duas partes: hipófise anterior e hipófise posterior. Os hormônios da parte anterior controlam o crescimento, o metabolismo, a produção de leite, a produção de gametas e muitas funções da gestação. Já a parte posterior produz dois hormônios que têm ação antidiurética e atua também na reprodução e gestação.

Timo

Glândula situada no tórax, ela está relacionada ao sistema imunológico, pois controla a maturação de um tipo de célula de defesa, o linfócito T. Também controla o baço e os linfonodos, que produzem as células de defesa do corpo, os anticorpos. Apresenta muita variação de tamanho: nos bebês, pesa de 10 a 35 gramas; na puberdade, por volta dos 15 anos, de 20 a 50 gramas. Depois disso começa a atrofiar, até pesar de 5 a 15 gramas nos idosos, embora não perca sua função.

Tireoide e paratireoides

De máxima importância para o organismo, ela secreta hormônios que estimulam as reações metabólicas essenciais para o crescimento físico e o desenvolvimento mental, principalmente nas crianças. Seus dois principais hormônios contêm iodo. A tiroxina, que é um deles, controla a velocidade da queima de calorias. A tireoide está localizada na base do pescoço. Já as quatro paratireoides, localizadas ao lado da garganta, regulam os níveis de cálcio e fósforo no sangue. Seus hormônios agem nos ossos, rins e tubo digestório.

Suprarrenais

O nome dessas duas glândulas tem a ver com sua localização no corpo: ficam acima dos rins. Elas são divididas em duas partes, o córtex (maior parte) e a medula (que fica no centro), e cada uma tem diferentes funções. A maior produz hormônios que controlam o metabolismo de nutrientes, regulam a pressão sanguínea e contribuem com o desenvolvimento dos caracteres sexuais secundários, ou seja, das características físicas próprias de cada gênero. Já a parte central libera secreções que levam a pessoa a reagir em situações de estresse, como a adrenalina.

Pâncreas

Localizado atrás do estômago e ligado ao intestino delgado, o pâncreas é responsável pelas secreções que regulam o metabolismo da glicose e sua concentração no sangue. Insulina e glucagon são seus hormônios mais conhecidos, cuja atuação é antagônica, mas fundamentais nesse processo: enquanto a insulina diminui a concentração de açúcar no sangue, o glucagon aumenta. O pâncreas também atua no processo da digestão, lançando enzimas no intestino.

Gônadas

Correspondem aos ovários da mulher e aos testículos do homem. São glândulas que produzem, respectivamente, os hormônios femininos e masculinos, que estimulam o desenvolvimento dos caracteres sexuais secundários, além de impulsos sexuais e funções ligadas à gestação. As gônadas também produzem os óvulos e espermatozoides (também chamados de gametas).

Os hormônios sexuais

Pelo que se percebe, são muitas as semelhanças e também as diferenças entre os mecanismos do sistema endócrino e do sistema reprodutor de homens e mulheres. Como vimos, ovários e testículos (as gônadas femininas e masculinas, respectivamente) produzem os óvulos e espermatozoides.

Apesar da equivalência no papel das gônadas masculinas e femininas, a primeira diferença dessas estruturas no corpo dos homens e das mulheres está na quantidade de hormônios produzida por cada um.

Os hormônios que influenciam o sistema reprodutor, chamados de hormônios sexuais, são a testosterona, a progesterona e o estrógeno. Todos são capazes de influenciar tanto o organismo feminino como o masculino, embora atuem de formas diferentes em cada sexo, como veremos a seguir.

Cabe aos ovários secretar os hormônios que determinam boa parte das características e funções do organismo feminino: o estrogênio e a progesterona.

O estrogênio é encarregado de atuar mais nos aspectos sexuais da vida da mulher, determinando o crescimento de quadris, seios e outras curvas do corpo da mulher – além de controlar a ovulação, a menstruação e a menopausa.

Já a progesterona é mais ligada à capacidade feminina de conceber novas vidas, sendo responsável por gerar as condições de manutenção do feto no útero (o que inclui inibição de contrações que não sejam as do parto) e também por possibilitar a amamentação. Além de ser produzida nos ovários, ela também é secretada pela placenta e pelas glândulas suprarrenais.

Mas embora o estrogênio e a progesterona sejam reconhecidos como hormônios femininos por excelência, eles também estão presentes em pequenas quantidades no organismo masculino, onde ajudam a controlar um ao outro e a outros hormônios, justamente por causa da retroalimentação típica dessas secreções. Se houver excesso de um ou de outro desses hormônios em homens, o corpo passa a apresentar libido reduzida, impotência, infertilidade, aumento da gordura corporal, entre outros sintomas.

Por outro lado, os testículos, presentes no homem, secretam grandes quantidades de testosterona, hormônio que ativa várias características masculinas a partir da puberdade, como a produção de espermatozoides, o aumento da musculatura e da massa óssea, o surgimento de pelos e o engrossamento da voz, além do ímpeto sexual e de um comportamento mais agressivo.

Nas mulheres, a testosterona costuma circular em pequenas quantidades, sendo fabricada pelas glândulas suprarrenais. Quando em excesso no corpo feminino, esse hormônio faz as mulheres ficarem mais irritadas e provoca o aparecimento de pelos em locais improváveis, como rosto e tórax. É na menopausa, quando há redução da produção de estrogênio e progesterona, que se registra a maior presença da testosterona no organismo feminino.

Outra diferença entre homens e mulheres no que diz respeito a seus sistemas endócrinos e reprodutores está no fato de as meni-

Conhecendo o próprio corpo

nas nascerem com um número definido de óvulos em seus ovários, enquanto os testículos produzem espermatozoides continuamente a partir da puberdade.

É claro que existem muito mais detalhes e pormenores sobre o funcionamento do corpo humano. As diferentes composições dos hormônios e a maneira como eles atuam – de forma similar, complementar ou antagônica – são um exemplo da complexidade de todo esse tema.

Por enquanto, de posse do que já abordei aqui, temos uma boa base para prosseguir nesta missão de conhecer mais o corpo feminino. Desta vez, nossa atenção se voltará para a fase da vida da mulher em que começam as grandes transformações de seu corpo: a puberdade. Vamos saber agora como e por que tudo isso acontece.

> **Você sabia que...**
>
> ... a produção de espermatozoides ocorre diariamente até os 60 anos? A partir dessa idade ocorre a diminuição da produção de testosterona pelo organismo masculino, o que, a exemplo do que acontece com as mulheres na menopausa, pode levar a desequilíbrios e culminar com a depressão. Daí a importância de estarmos sempre bem informados sobre o que acontece involuntariamente com nosso corpo.

Capítulo 2

Puberdade
Tempo de transformações

A vida da mulher é naturalmente marcada por transformações cíclicas: em uma hora se está tensa e sensível, em outra os seios ficam doloridos e inchados. Depois, vêm a menstruação e as cólicas até o ciclo se iniciar novamente. Se ela estiver grávida, barriga e seios começam a crescer, provocando mais um milhão de sensações. E quando chega o momento de dar à luz, ocorrem mais e mais transformações.

A explicação para boa parte dessas mudanças que toda mulher naturalmente vive está nas funções que os sistemas reprodutor e endócrino desempenham em seu corpo, como falamos no capítulo anterior. Mas como e quando tudo isso começa?

As grandes transformações do corpo feminino se iniciam na faixa dos 11 ou 12 anos de idade. Essa fase é chamada de puberdade, época em que popularmente se diz que a menina se tornou moça. É quando ela menstrua pela primeira vez, ou, em outras palavras, quando se dá a primeira ovulação, fazendo com que o corpo fique fisicamente pronto para a fertilização e a gestação de uma nova vida.

O que nem todas as mulheres sabem é como essas mudanças começam a ocorrer.

No início dessa fase, o hipotálamo começa a mandar mensagens químicas para sua glândula hipófise. A hipófise, por sua vez, devi-

damente estimulada, imediatamente começa a produzir os hormônios LH e o FSH, que, através da corrente sanguínea, viajam até
as gônadas, ou seja, aos ovários. Lá, os óvulos, que até essa idade
eram imaturos, começam a amadurecer, processo que culmina com
a ovulação.

Em menos de dois anos a partir do momento que a hipófise
começa a estimular o amadurecimento dos óvulos, a menina passará a
ser uma mulher, um tempo muito curto para as acentuadas transformações corporais, que acabam afetando também os estados mental e
emocional das meninas. Trata-se da mudança mais radical da vida de
toda mulher.

A seguir, veremos com mais detalhes algumas dessas mudanças –
físicas e emocionais.

As mudanças no corpo

A primeira alteração no organismo de uma menina que acaba
de entrar na puberdade é o desenvolvimento dos seios. Logo
começam a crescer os pelos pubianos, que são finos e macios em
um primeiro momento. Os quadris se tornam mais largos, assim
como as coxas e as nádegas, por causa do alargamento da pélvis
e do tecido gorduroso que passa a se acumular nessa região. Seus
contornos ficam cada vez mais arredondados. Muitas meninas
engordam. Em pouco tempo, os pelos pubianos femininos se tornam mais grossos e encaracolados, e surgem pelos também em
suas axilas. Cravos e espinhas podem passar a se formar na pele
do rosto. Estas últimas mudanças acontecem perto (pouco tempo
antes ou depois) da ocorrência da primeira menstruação, que se
chama menarca.

> **Você sabia que...**
> ... a palavra "puberdade" deriva do latim e significa "pelo, penugem"? A puberdade marca a passagem da infância para a fase adulta, período que costumamos chamar de adolescência.

De forma geral, as alterações físicas que as meninas enfrentam na puberdade são:

- Crescimento dos seios
- Crescimento de pelos genitais e nas axilas
- Suor acentuado
- Oleosidade de pele e cabelos
- Alargamento dos quadris e das coxas
- Afinamento da cintura
- Aumento da estatura
- Alteração na voz
- Aumento dos grandes e pequenos lábios da vulva
- Crescimento interno da vagina e do útero
- Surgimento de secreção vaginal
- Menstruação

Crescimento dos seios

Nas crianças, não há diferença alguma entre os mamilos das meninas e dos meninos, e o motivo é que a diferenciação só começa a partir da puberdade.

O primeiro indício de que essa importante fase está em andamento ocorre quando os mamilos da menina incham e começam a crescer e brotar para frente. Aos poucos, essa projeção vai ganhando volume, até um montículo se formar sob e em volta dos mamilos, ao mesmo tempo em que aumentam também seu contorno aureolar e os bicos. O processo todo leva de dois a três anos, normalmente estendendo-se dos 11 aos 14 anos.

Hoje há uma valorização de seios grandes, mas suas características físicas – fartos ou miúdos, mais ou menos consistentes, rosados ou amorenados – dependem sempre de herança genética transmitida pelos pais e antepassados. Também pode acontecer de um ser visivelmente maior do que o outro. Na verdade, eles nunca são exatamente iguais, mas se a diferença for muito marcante, é importante consultar o ginecologista, que é o médico especialista na saúde da mulher.

Enquanto crescem naturalmente, os seios podem se mostrar doloridos, principalmente nos momentos que precedem a menstruação.

Cravos e espinhas

É comum associar a puberdade à época dos rostos cheios de espinhas e cravos, algo que realmente acontece com oito entre dez adolescentes. Chamada pelos médicos de acne, essa doença de pele não contagiosa é causada pela obstrução dos folículos pilossebáceos (os canais por onde crescem os pelos) que se concentram no rosto, no pescoço, nos ombros, na parte superior do peito e nas costas. Os folículos de repente se veem "sufocados" pelo excesso de sebo, uma espécie de lubrificante natural da pele produzido pelas glândulas sebáceas. Na puberdade, o sebo passa a ser produzido em excesso por causa da ação dos hormônios no organismo dos adolescentes.

A testosterona é o hormônio responsável por esse processo. O fato de esse hormônio existir em maior quantidade nos homens explica por que a acne é mais agressiva em indivíduos do sexo masculino, embora ela seja mais duradoura nas mulheres.

E juntamente com a maior produção de sebo, na puberdade, a mesma testosterona intensifica o processo natural de descamação da pele, o que libera muita queratina. Tudo isso combinado impede o poro de "respirar", criando condições para que as bactérias se proliferem ali.

Quando o poro está entupido, mas não inflamado, dá-se o nome de comedão, ou cravo. É a acne mais simples. Quando ele inflama e infecciona, juntando pus ou inchando, é porque já virou espinha, ou acne inflamatória. A presença de pus em uma lesão da pele indica que houve ali uma batalha entre as células de defesa do corpo, os anticorpos, e os invasores, no caso as bactérias.

A bactéria que piora o estado da acne é conhecida como *Propionibacterium acnes*, ou *P. acnes*. Uma vez que ela se alimenta de sebo e não precisa de oxigênio, ela encontra no folículo sebáceo entupido as condições ideais para se instalar e se reproduzir.

Assim que a acne se manifesta, é preciso estar alerta para cuidar da pele corretamente e evitar eventuais complicações. Isso porque a acne pode surgir em todas as partes do corpo onde existam folículos sebáceos e adquirir proporções preocupantes, deixando marcas profundas na pele e prejudicando o estado emocional das pessoas.

Você sabia que...

... os dermatologistas, médicos especializados em cuidar da pele, classificam a acne em cinco graus, de acordo com sua gravidade?

Grau 1: caracteriza-se por apresentar apenas cravos.

Grau 2: apresenta pus, lesões elevadas, espinhas e muita vermelhidão.

Grau 3: além de lesões elevadas, espinhas e vermelhidão, apresenta nódulos e cistos espessos e duros.

> **Grau 4:** é a acne em que ocorre rompimento das paredes dos folículos, formando-se canais inflamados na camada mais profunda da pele, a derme. Deixa marcas e cicatrizes.
>
> **Grau 5:** chamada de acne fulminans, é o pior estágio, pois ela se espalha por rosto, peito, costas e nádegas, dá febre e traz complicações. Surgem várias lesões e podem ocorrer até necrose (morte do tecido) e hemorragia no local. Também deixa marcas e cicatrizes profundas na pele.

Apesar da seriedade do assunto, a boa notícia vem dos avanços da dermatologia, que já possui tratamentos até mesmo para a acne mais severa, inclusive para eliminar as marcas deixadas por ela. Alguns tratamentos são longos e exigem persistência, mas todos têm bons resultados.

O importante é saber que, para combatê-la, nenhum tratamento deve ser feito por conta própria, porque o que pode parecer simples e inofensivo corre o risco de evoluir para complicações sérias. Dermatologistas devem ser sempre consultados, e eles é que definirão o que fazer. Em relação à acne, cada caso é um caso, pois o quadro depende da herança genética, do estágio em que se encontra e das especificidades do organismo do paciente.

Não compre pomadas e medicamentos sem prescrição médica nem esprema o cravo ou a espinha, já que a fricção pode aumentar a lesão e machucar ainda mais a pele. Recomendo também evitar todo tipo de creme e protetor solar oleoso, assim como exposição a ambientes com gordura no ar, já que a acne tem a ver com o excesso de oleosidade nos poros.

Por mais que muitas pessoas acreditem que certos alimentos – como o chocolate – causem ou piorem a acne, ainda não há comprovação científica disso. Até agora, a medicina sabe que é o sebo do próprio

Puberdade – Tempo de transformações

corpo que faz nascer cravos e espinhas na pele, processo ativado pelos hormônios, como já foi explicado. Em todo caso, a higiene da pele é recomendada, principalmente com sabão neutro. Não recomendo lavar o rosto várias vezes ao dia, muito menos com sabonete comum, pois isso provoca ressecamento imediato da pele, que, consequentemente, produzirá ainda mais sebo, piorando a situação. Por isso, repito: é muito importante contar com a ajuda de um médico especializado.

Para tratar da pele com acne em estágio mais avançado, os dermatologistas já dispõem de muitos recursos, inclusive da combinação de vários métodos. E eles vão do uso tópico de diferentes substâncias na pele ao uso de medicamentos via oral, passando por aplicação de *lasers* e luzes especiais. Podem ser utilizados antibióticos, hormônios, inibidores de hormônios, enzimas e uma poderosa substância, chamada isotretinoína.

A isotretinoína é eficaz para combater a acne de grau 5, mas só pode ser usada mediante estrita recomendação médica, principalmente em mulheres, já que traz efeitos colaterais severos, como deformação de feto, depressão e comportamento psicótico.

Quando receitada pelo dermatologista, toda paciente tem de ter certeza de que não está grávida e se comprometer a não engravidar durante determinado período após o tratamento. Recomenda-se que um parente se mantenha próximo durante o tratamento, porque a substância pode agravar estados de depressão já característicos de quem possui acne fulminans.

O sucesso da isotretinoína no combate à acne dos estágios mais graves é garantido, pois ela tem o poder de reduzir o tamanho das glândulas sebáceas e com isso diminuir a secreção de sebo, além de alterar a composição dele dentro do folículo. O paciente que fizer uso dela sentirá um intenso ressecamento da boca, nariz, olhos e de outras mucosas e precisará ser persistente, porque o tratamento dura meses e, às vezes, precisa ser repetido.

A saúde da mulher – Dr. José Bento

Se a acne deixar muitas marcas depois de eliminada, será preciso recorrer a tratamentos complementares, com substâncias que causam abrasão na pele, levando-a a descascar profundamente e, nesse processo, ser estimulada a crescer com fibras mais fortes. Esses tratamentos utilizam substâncias e métodos que também vão de líquidos à aplicação de luzes e *lasers*.

A menstruação

Por toda a sua vida fértil, ou seja, da puberdade à menopausa, período de cerca de quarenta anos, a mulher menstrua normalmente uma vez por mês. O intervalo mais comum entre duas menstruações é de 28 dias, mas é claro que existem variações, com ciclos menstruais mais curtos, com intervalos de 25 dias, e outros mais longos, com 35 dias. Algumas mulheres também têm ciclos irregulares.

Também a duração da menstruação varia muito, normalmente de dois a oito dias, embora a média seja de cinco dias. O volume médio de menstruação é de 30 mililitros e pode ser considerado normal até 80 mililitros – acima disso deve-se investigar o motivo do excesso.

Quando uma adolescente menstrua pela primeira vez é porque já ovulou. E, como vimos anteriormente, se ovulou é porque seu corpo está fisicamente pronto para conceber um filho. A primeira menstruação ocorre geralmente entre os 9 e 16 anos, sendo que antes dos 11 anos é considerada precoce e depois dos 16 anos, tardia. Caso uma jovem de 16 anos ainda não tenha menstruado, é preciso consultar um ginecologista para averiguar o que pode estar ocorrendo.

O processo todo, como já vimos, começa com a glândula hipófise, estimulada pelo hipotálamo, que secreta os hormônios FSH e o LH, que por sua vez atuam sobre os ovários, onde são produzidos os hormônios estradiol (que é o tipo de estrogênio mais abundante) e

Puberdade – Tempo de transformações

progesterona. A quantidade desses dois hormônios é que vai definir o que acontece a seguir.

Ao mesmo tempo em que o óvulo amadurece e é liberado para as trompas de Falópio, ocorre o espessamento gradual das paredes do útero, o chamado endométrio. Esse processo é controlado por altas doses dos hormônios estradiol e progesterona, pois são eles que mantêm o útero sem contrações. Isso acontece para que o útero possa ser capaz de reter e nutrir o embrião na hora em que ele chegar ali, mas só funcionará se um espermatozoide fecundar o óvulo em seu trajeto pela trompa de Falópio.

É desse encontro entre o óvulo e o espermatozoide, portanto, que tem início a série de divisões celulares que culminarão com a formação e o nascimento de um novo ser humano. Para chegar lá, porém, é preciso que, poucos instantes após a fecundação, esse embrião em formação saia da trompa de Falópio e se prenda às paredes do útero, preparadas para isso pela ação do estradiol e da progesterona.

Mas caso não ocorra fecundação, as taxas de ambos os hormônios vão diminuindo, até o útero entender que não há embrião para receber. E assim, ele, que estava quieto até então, dá início às contrações que vão fazer o endométrio descamar e ser eliminado, juntamente com restos do óvulo e de outras células, sob a forma de menstruação.

Muitas mulheres sentem cólicas quando estão menstruando, resultado desse movimento do útero, que, sob a ação de outro hormônio, a prostaglandina, pode ser ainda mais intensa. Nas primeiras menstruações, as dores costumam ser mais fortes, mas diminuem com o tempo.

Se as cólicas forem muito intensas e se persistirem por vários ciclos seguidos, deve-se procurar um médico. Nenhuma mulher precisa sentir dores, daí a importância de se investigar a causa e buscar o tratamento adequado.

Também é recomendável consultar um ginecologista se os ciclos menstruais tiverem intervalos de menos de 18 dias e mais de 35 dias.

Outro fator de preocupação é a duração da menstruação, que não deve ultrapassar mais de uma semana.

Como o ciclo menstrual envolve a ação de vários hormônios, qualquer desequilíbrio nas doses naturais secretadas pelo corpo pode acarretar problemas. Por isso é preciso ficar sempre atenta.

Você sabia que...

... cada cultura tem um jeito de encarar a menstruação? Em certas comunidades pelo mundo, por exemplo, durante o ciclo menstrual as mulheres são afastadas do convívio social e impedidas de preparar alimentos nesse período.

Em nossa sociedade ocidental, onde noções de cidadania se desenvolvem lado a lado com novos conhecimentos científicos, desde o século XX dispomos de muitos esclarecimentos médicos sobre a natureza do corpo feminino, como os conhecimentos sobre os ciclos menstruais e a sexualidade feminina, que passaram a ser mais conhecidos a partir de 1950.

As mudanças emocionais

Atravessar a puberdade é como viver uma intensa revolução. São apenas dois anos para assimilar transformações físicas e emocionais extremamente radicais. Quando se é criança, todo mundo está acostumado com o corpo. É corriqueiro as meninas e os meninos se sentirem protegidos e confiarem nos pais e nas pessoas próximas, vivendo um dia de cada vez. Até a hora que começam as transformações hormonais naturais da vida.

Ao longo desse processo, um dia o adolescente não se reconhece mais diante do espelho. O corpo cresce e fica sem tanta coordenação

Puberdade – Tempo de transformações

motora, espinhas brotam no rosto, pelos surgem em várias partes, é comum suar muito e ter secreções e odores fortes. Ao olhar ao redor, o jovem descamba a criticar as pessoas, começando pelos próprios pais, que aos poucos foram deixando de ser os heróis de antes. Com certeza, sobram dúvidas e questionamentos.

Exageros à parte, é mais ou menos dessa maneira que todos atravessam a revolução hormonal da puberdade. O caso das mulheres é ainda mais significativo, pois de repente engordam, desenvolvem seios, cintura, quadril, curvas e têm de aprender a lidar com o fluxo da menstruação e suas implicações, como cólicas e absorventes. Mas não só isso.

Nessa mesma época todo ser humano experimenta complexas sensações nunca antes vividas, como excitação e desejo, que podem culminar com a primeira relação sexual. Só que junto de tudo isso vem uma carga de receios que faz parte dessa iniciação: cuidados para não engravidar, cuidados para evitar as doenças sexualmente transmissíveis (DSTs), cuidados para não se colocar em perigo. E como se tudo isso não bastasse, existe um turbilhão de pensamentos, emoções e estados mentais que também são experimentados pela primeira vez. O bem-estar de toda jovem mulher em meio a tantas mudanças depende sempre do nível de informação e de apoio que tiver.

Alterações cerebrais naturais fazem com que todo ser humano, ao chegar à puberdade, ganhe autonomia, tenha pensamentos abstratos, estabeleça relações temporais e busque as causas e consequências dos fatos. Assim, quem estiver atravessando essa fase começa a pensar de forma mais elaborada, relacionando informações, fazendo comparações, passando a ter opinião própria.

Hoje a medicina e a psicologia reconhecem três diferentes momentos vividos na adolescência, de acordo com a maturidade. De uma fase mais contestadora, dos 11 aos 14 anos, quando os jovens estão mais sujeitos às alterações hormonais e inseguros com as descobertas sexuais, eles atravessam, entre os 15 e 16 anos, uma fase em que se mostram mais tolerantes e têm as primeiras experiências sexuais, até chegar aos 17 e 18 anos, quando namoram firme, sentem-se adultos e desejam ter independência.

Trata-se de uma época da vida cheia de contradições. De um lado, muitas vezes os adolescentes são considerados despreparados quando querem, por exemplo, voltar tarde, dormir fora ou então viajar com o namorado, mas, de outro, cobra-se que tenham atitudes mais maduras.

A seguir, um resumo das principais mudanças de comportamento que acometem especialmente as meninas nesse processo:

- Estabelecimento de um raciocínio abstrato e dedutivo
- Desenvolvimento da habilidade de analisar, questionar, criticar, comparar e relacionar fatos
- Descoberta da excitação e do prazer
- Início da preocupação com a própria imagem
- Mudanças no relacionamento com os pais
- Busca pela afirmação da individualidade
- Início de uma vida social
- Busca da aceitação de um grupo

Sexualidade à flor da pele

Quando o organismo de um jovem lança uma enxurrada de hormônios em sua corrente sanguínea, justamente para prepará-lo para a atividade sexual reprodutiva, é mais do que normal que por um bom tempo ele ou ela só pense nisso.

Em termos fisiológicos, porém, há diferenças significativas entre a maneira de homens e mulheres viverem o ímpeto sexual. Enquanto o corpo do homem está continuamente produzindo espermatozoides, mantendo a libido masculina ativada, o organismo feminino age por ciclos, deixando a mulher mais interessada e propensa ao contato sexual quando está ovulando, ou seja, geralmente no 14º ou 15º dia depois da menstruação.

É nesses dias que as taxas de estrogênio e de progesterona do organismo feminino chegam ao ponto máximo do mês, justamente para a liberação do óvulo. A maioria das mulheres com certeza já deve ter percebido isso, pois nesse momento os hormônios sexuais ativam o desejo e ao mesmo tempo fazem com que se fique mais atraente, fogosa e alegre. Essa é a sábia maneira que a natureza encontrou para garantir a perpetuação da raça humana. Por isso mesmo é preciso estar atenta: lembre-se de que, em circunstâncias normais, ter relações sexuais sem proteção anticoncepcional nesse período certamente resulta em gravidez.

Mas, afinal, será o sentido do sexo apenas a procriação? Sob o ponto de vista da biologia, a resposta seria sim. Acontece que o ser humano é muito complexo para só se pensar nesse aspecto. Por ser um ser social e cultural, para ele o sexo também significa a troca de amor e carinho entre pessoas que se sentem atraídas umas pelas outras. Isso porque elas querem estar próximas, querem se tocar e se beijar, sentem-se bem com isso – e o sexo é a maneira mais íntima de se relacionar, pois é através das relações sexuais que as pessoas criam vínculos e podem viver o desejo, o prazer, o carinho e o amor. Por isso ele pode ser uma importante forma de começar a construir um futuro emocional.

Mas não é de uma hora para outra que tudo acontece. O percurso para amadurecer as relações emocionais e sexuais envolve aprendizagem, amadurecimento, equilíbrio, vontade de compartilhar e de construir algo em conjunto com o outro. Não é só o desejo sexual, portanto, que move e atrai os seres humanos.

Por muito tempo a educação de homens e mulheres em nossa sociedade foi bem diferente da que temos hoje. Enquanto as meninas eram criadas para a vida familiar, destinadas a casar, ter filhos e cuidar da casa, os meninos tinham o mundo para conquistar. Essa distinção de papéis sociais acabou se refletindo em várias áreas, principalmente na maneira como cada gênero encarava o sexo.

Acreditar que os homens se tornavam mais viris quanto mais praticavam sexo era ensinado em casa e repetido por muitas instâncias. Às mulheres era recomendado se casarem virgens, e sentir prazer não era assunto para elas. Muitas mulheres mais velhas mal conheceram o próprio corpo e sequer tiveram um único orgasmo.

Felizmente o mundo é outro e há pelos menos cinquenta anos a sociedade brasileira vem mudando muito. A educação sexual hoje é assunto escolar e faz parte das políticas públicas, a mulher é dona de seu próprio corpo, conquistou sua independência, sente e busca prazer e pode dispor das mais recentes informações médicas sobre sua saúde – o que ajuda a quebrar tabus.

Toque de prazer – a masturbação

Se você é uma jovem adolescente, não é por que os hormônios ativaram seu interesse sexual que necessariamente você se sentirá preparada para começar a ter relações sexuais. Várias etapas costumam vir antes, até para que você se conheça melhor.

A masturbação é uma das primeiras etapas da vida sexual, igualmente importante para homens e mulheres. Por quê? Porque tocar o próprio órgão sexual permite à mulher conhecer seus pontos de prazer, o que é útil para chegar mais facilmente ao orgasmo quando ocorrerem as relações propriamente ditas e, assim, ter uma vida sexual mais saudável.

Puberdade – Tempo de transformações

Quando se é adolescente, a masturbação é pura descoberta. Na verdade, desde a infância tanto os meninos como as meninas tocam seus órgãos íntimos e brincam um com o outro; a diferença é que na puberdade há prazer, desejo e atração. Durante muito tempo a masturbação foi moralmente condenada, mas, sob o ponto de vista médico e psicológico, ela é saudável. Eventuais problemas surgem apenas se ela for compulsiva, envolver culpa ou medo e for um pretexto para fugir de relações com pessoas reais.

A primeira vez

Depois da grande etapa de mudanças que acometem uma menina na puberdade – ou seja, depois que ela já se acostumou com o funcionamento dos ciclos da menstruação e se sente mais confiante consigo mesma – a próxima grande dúvida de toda mulher gira em torno da sua primeira vez. "Vai doer?", "Vai sangrar?", "Sentirei prazer?", "E as outras vezes, como serão?" são alguns dos questionamentos mais comuns.

Não existem respostas certas ou erradas para essas perguntas. Algumas mulheres sentem dor na primeira relação, talvez porque estejam apreensivas e com os músculos mais contraídos, enquanto outras já sentem prazer logo de início. Como o hímen pode ser bastante flexível, como vimos anteriormente, algumas mulheres apresentam sangramento na primeira penetração, outras não.

Cabe a cada mulher encontrar o que é melhor para si mesma. Pense comigo: no fundo, só você sabe a hora em que se sente pronta e motivada a viver essa experiência, ainda que não esteja vivendo uma paixão nem esteja tão confiante assim.

Faço essa observação apenas para chamar sua atenção para a complexidade do assunto, já que, por mais que eu possa falar aqui do ato sexual sob o ponto de vista médico, existem aspectos psicológicos e sociais que dão a cada relação uma particularidade única. O local, a hora, o ambiente, o nível de intimidade entre os parceiros, a maturidade de cada um, as emoções envolvidas e o que esperam desse momento são algumas das muitas variáveis que fazem com que a primeira relação possa ser muito prazerosa, apenas satisfatória ou um tanto ruim.

Iniciações sexuais sem traumas, que se desenrolam naturalmente e de maneira amadurecida, por mais que às vezes também gerem sofrimento – porque decepções também fazem parte desse processo –, ajudam a fortalecer as pessoas para futuros relacionamentos. O contrário também é verdadeiro, ou seja, experiências ruins, exageradas e descontroladas podem comprometer relacionamentos futuros. Por essa e outras razões, em um momento tão único, é muito importante ter a orientação correta sobre os passos a seguir e conhecer bem o próprio corpo.

Do ponto de vista físico, é claro que também existem doenças e problemas médicos que determinam a qualidade das relações sexuais. Antes de falar mais sobre eles, porém, vamos ver como normalmente reage o corpo feminino à excitação e como ele se prepara para o ato sexual.

Excitação e orgasmo feminino

A primeira palavra que vem à tona quando o assunto envolve excitação feminina e sexo são as chamadas preliminares. Mas o que exatamente são e por que merecem tanta atenção? Segundo estudos científicos, existe uma diferença nítida entre o que motiva sexualmente a mulher e o homem. Enquanto ele é capaz de se excitar com aspectos visuais, ela necessita do toque em seu corpo, em especial em suas zonas

Puberdade – Tempo de transformações

erógenas, que normalmente são lábios, seios, vulva, nádegas, pescoço, coxas e ventre, embora cada mulher tenha suas preferências. Carícias, beijos e suas variedades nessas partes do corpo feminino compõem as tais preliminares. A importância delas está no que vem a seguir.

É que durante a excitação sexual feminina são constatados dois aspectos bem perceptíveis: ocorre a lubrificação vaginal e o aumento do clitóris. A lubrificação vaginal é uma primeira reação ao estímulo recebido, sinal de que as preliminares estão sendo apreciadas. Sua verdadeira função é facilitar a entrada e os demais movimentos do pênis dentro da vagina: por isso, quanto mais lubrificada ela estiver, maior o nível de excitação. Vale lembrar que os pequenos lábios da vulva também são bastante sensíveis e se bem estimulados aumentam o prazer feminino.

O aumento do clitóris por conta da irrigação sanguínea ajuda a mulher a ter mais prazer; aliás, ele é o principal órgão a ser estimulado durante o ato sexual, pois é uma espécie de "centro nervoso" da excitação. Isso porque o clitóris concentra várias terminações nervosas. Quando ele aumenta de tamanho, torna-se maior a área das sensações prazerosas. Quanto maior e mais próximo da vagina for o clitóris, tanto maior será a sensação de prazer durante a penetração e os demais estímulos do jogo sexual.

Outra particularidade da sexualidade da mulher, diferente da masculina, tem a ver com o clímax do ato sexual, ou seja, o tipo de orgasmo que ela pode sentir. O homem concentra seu prazer na glande, que é a cabeça do pênis, alcançando apenas o chamado orgasmo peniano. Já a mulher, graças à sua anatomia, sente prazer tanto a partir da vagina quanto do clitóris, sendo o último o tipo predominante, pois o clitóris é mais fácil de ser estimulado. Quanto ao orgasmo vaginal, aceito por uns, mas contestado por outros (assim como a existência do chamado ponto G, que seria uma espécie de "botão" do prazer teoricamente localizado no interior da vagina), muitas mulheres garantem senti-lo, afirmando ser o tipo de orgasmo mais intenso. A discussão é das boas e continua ocupando muitas pesquisas sobre o prazer feminino.

Durante a excitação da mulher, não é só o clitóris que aumenta de tamanho por conta da irrigação sanguínea, mas também os bicos dos mamilos, sendo que os seios ficam mais duros. O coração, por sua vez, bate mais rápido, acelerando à medida que avança a relação sexual. O mesmo acontece com a respiração. Quando o clímax se aproxima, as paredes da vagina se contraem involuntariamente em ondas de prazer, ao mesmo tempo em que o cérebro libera uma série de substâncias na corrente sanguínea, entre eles a ocitocina. Este hormônio faz a mulher chegar mais facilmente ao orgasmo, provocando também a contração prazerosa do útero. Além disso, pupilas dilatadas, pele rosada, respiração ofegante seguida de relaxamento muscular e sensação de bem-estar também são consequências do orgasmo. Embora seja raro, durante o ápice, algumas mulheres podem ter uma espécie de ejaculação de pequeno volume, enquanto outras podem ter orgasmos múltiplos, seguidos uns dos outros e sem interrupção, ou ainda ficar imediatamente motivadas para uma nova relação sexual. Esta, aliás, é uma capacidade exclusiva das mulheres, porque o homem, depois de um orgasmo, precisa de certo tempo para voltar a se excitar.

Você sabia que...

... a polêmica do ponto G já dura mais de sessenta anos, desde que o médico alemão Ernst Gräfenberg descreveu a existência dessa suposta área dentro da vagina? Segundo ele, essa seria uma região responsável por intenso prazer da mulher. Teoricamente localizado a cerca de três centímetros da entrada da vagina, em sua parte superior frontal, o ponto G, na verdade, ainda não foi localizado pelos médicos, inclusive em estudos recentes de dissecação. Por outro lado, há mulheres que dizem sentir maior prazer quando a área em questão é estimulada. Mito ou não, buscar esse pretenso "botão do prazer" durante as relações pode se tornar um divertido jogo sexual entre os parceiros. Só não deve se tornar uma obsessão, o que pode gerar frustrações e prejudicar o prazer das relações sexuais.

Problemas que afetam a vida sexual

A psicologia e a psicanálise já estudaram muito e continuam a estudar o forte impacto e o profundo significado que o sexo tem para o ser humano. Aqui mesmo já observei que ele é muito mais do que uma necessidade fisiológica ou biológica: o sexo aproxima e envolve as pessoas, cria relações, estimula as emoções, desenvolve o afeto, diverte, dá prazer, relaxa e até é utilizado como fonte de poder. Ele mexe com os sentimentos das pessoas por quase toda a vida.

O ideal é que o sexo seja praticado de forma saudável, no momento certo na vida das pessoas e sem obrigação ou imposição, porque ninguém é mais ou menos feliz porque tem mais ou menos relações sexuais.

Tampouco acredite que sua vida sexual será melhor e mais intensa se você tiver seios, coxas ou quadris maiores. O que toda mulher precisa saber é que a plenitude de uma relação sexual independe da forma física do parceiro e até mesmo da idade – mesmo que após os 50 anos haja queda de hormônios em ambos os sexos. Quem acredita em dicas infalíveis, em alterações excessivas no corpo e até no uso de bebida, drogas e medicamentos para um melhor desempenho na cama, vai acabar se frustrando: sexualmente falando, nada é mais eficiente do que construir confiança, cumplicidade, carinho, amizade e amor.

Quando você vive esses sentimentos, estar em intimidade com a pessoa escolhida é o que realmente importa. É a partir daí que ambos os parceiros alcançarão o prazer pleno do sexo – porque juntos, em sintonia, conseguirão descobrir o que agrada a um e ao outro, entregando-se a essa troca, cuidando de si e do outro, procurando satisfazerem-se mutuamente.

Minha intenção aqui é chamar sua atenção para a importância de desenvolver uma vida sexual saudável e plena, que proporcione a você não só prazer, mas muitas alegrias.

Você deve procurar despertar seu olhar crítico para a sua própria vida sexual, de maneira a não sair por aí acreditando, repetindo e praticando o que nem sempre é verdadeiro. Um exemplo disso é o mito da solteirice, ideia invejada e amplamente propagada de que os solteiros têm uma vida sexual mais intensa. Na verdade, muitas pesquisas científicas já comprovaram que os casais casados têm mais atividade sexual e de melhor qualidade do que as pessoas solteiras. E por quê? Porque entra em suas relações sentimentos como cumplicidade, amor, confiança, amizade e o cuidado de um com o outro – algo que leva tempo para se conquistar, não é fruto do imediatismo, mas precisa ser construído com maturidade e serenidade no dia a dia.

Quanto mais mulheres tiverem consciência crítica desses pontos que faço questão de ressaltar, menos culpadas, menos subestimadas, menos subservientes e mais livres e seguras elas se sentirão para ir atrás do que querem, justamente para viver a melhor definição da plenitude sexual. Essas são, porém, recomendações que não têm a ver com o universo médico em si. São mais relacionadas ao comportamento psicológico e social, mas, como sempre observo, uma vez que vivemos inseridos em contextos complexos e sujeitos a vários fatores, os problemas sociais e emocionais se refletem, sim, em nosso estado físico, muitas vezes gerando doenças – algo que, aliás, é bem comum no campo sexual e está por trás de muitos dos problemas sexuais femininos.

Muitas dessas dificuldades sexuais vividas pela mulher, que causam dor e desconforto onde deveria haver prazer e envolvimento, são físicas, mas têm origem em motivações psicológicas e emocionais.

Entre os casos mais comuns estão traumas gerados por violência, assédio e estupro; desinteresse e queda da libido causada por brigas conjugais, decepções e preocupações em geral; dores motivadas por inibição, repressão, medo, nervosismo e ansiedade. Há ainda problemas que decorrem do uso de medicamentos e drogas, da existência de DSTs e de disfunções hormonais.

Não importa qual seja o problema ou o quadro da paciente, só o médico é capaz de dar um diagnóstico e definir o tratamento adequado. Em boa parte das vezes, além do ginecologista, os tratamentos mobilizam terapeutas, psicólogos e até psiquiatras. A seguir estão os problemas mais recorrentes e como são chamados pelos médicos. Se você se identificar com alguns deles, procure seu médico para conversar.

Anorgasmia: incapacidade de chegar ao orgasmo.

Dispareunia: dor sentida repetidamente durante as relações sexuais.

Vaginismo: contração involuntária da musculatura da vagina que impede a penetração do pênis, causando tensão e muita dor para a mulher.

Perda da libido: desinteresse pelo sexo, ausência de excitação e desejo.

Cuidados com a saúde

Entre as tantas transformações e novidades ocorrendo na vida dos jovens que estão passando pela puberdade, uma das responsabilidades mais importantes dessa fase está em cuidar e dar atenção à própria saúde, porque não basta só viver as transformações, é preciso saber o que acontece com o próprio corpo e aprender a se cuidar. É nesse momento que consultas aos ginecologistas devem ser periodicamente agendadas, até mesmo para viver de forma saudável o despertar da sexualidade.

Quando visitar o ginecologista

A primeira visita a um ginecologista é sempre marcada por muita apreensão. Vergonha de expor o corpo, de falar sobre sexo e até de responder perguntas que considera embaraçosas são motivos de nervosismo nessa hora, principalmente para quem é inexperiente. Se você está prestes a passar por isso, tenha em mente que as consultas se repetirão tantas vezes que, com o tempo, acabarão incorporadas à sua rotina de cuidados com a saúde.

Muitas mães hoje marcam a primeira consulta das filhas por volta dos 11 ou 12 anos, ainda que não tenham menstruado – algo que deve ser feito sempre com a concordância das meninas. A iniciativa visa estimular a compreensão do que é ser mulher, conscientizar sobre os cuidados com o próprio corpo, criar o hábito da consulta e um vínculo de confiança com o médico. Nessa idade, mãe e filha permanecem juntas na hora da consulta, por uma questão legal, mas também porque serão feitas perguntas sobre o histórico familiar de doenças. Essa experiência serve ainda de estímulo para o diálogo em casa sobre os assuntos ali tratados.

E quais são eles? Menstruação, anatomia feminina, virgindade, o papel dos hormônios, higiene íntima, DSTs, exames, concepção e métodos anticoncepcionais costumam ser os assuntos mais abordados nessas primeiras idas ao consultório do ginecologista. Mas e a masturbação, a atração pelos garotos, o primeiro beijo e a primeira relação sexual? É claro que esses temas também fazem parte desse diálogo inicial entre paciente e ginecologista, com as devidas adaptações de acordo com a idade, a maturidade e o interesse da jovem. Ideal seria, porém, conseguir falar de tudo sem constrangimento.

Por isso, se houver necessidade, a menina pode sempre solicitar mais privacidade nessa hora e pedir para continuar a consulta sozinha. Não importa o jeito, fundamental é encontrar a melhor maneira para que a informação e os esclarecimentos prevaleçam sobre a vergonha. Só é preciso estar atenta para manter o foco da conversa com o ginecologista no campo das informações médicas, já que é comum muitas dúvidas serem da alçada de psicólogos.

Além dessa consulta de esclarecimento, o ideal é marcar uma consulta depois da primeira menstruação e, a partir disso, fazer visitas anuais, desde que tudo esteja transcorrendo normalmente. As visitas ao ginecologista passam a ser ainda mais importantes depois que a mulher inicia a sua vida sexual. A frequência de consultas deve ser aumentada se surgirem situações como cólicas fortes, menstruação irregular e com intervalos maiores do que 35 dias, fluxo muito intenso ou muito reduzido, problemas com o crescimento dos seios, ardência ao urinar, exposição a situações de risco de contração de alguma DST, suspeita de gravidez ou a necessidade de esclarecer dúvidas. Enfim, em caso de anomalias, o melhor é voltar logo ao consultório.

Consultas e exames de rotina

A cada nova consulta, existem perguntas feitas pelo ginecologista que sempre se repetem: data da última menstruação; se há ocorrência de corrimento, de ardências ao urinar ou durante as relações sexuais; se algum método contraceptivo é utilizado; se há planos para engravidar; se o autoexame das mamas está sendo feito; se há histórico de

A saúde da mulher – Dr. José Bento

câncer na família. Também entram nessa rotina vários exames, que se dividem entre exames feitos no consultório (ambulatorial) e exames de laboratório.

Entre os exames ambulatoriais, está o papanicolau, no qual é realizada a coleta de células do colo do útero, que são depositadas em uma lâmina de vidro especial, para posterior análise de sua estrutura e composição no microscópio. O teste permite identificar anomalias nas células, o que pode ser indício de doenças preocupantes, como uma contaminação pelo vírus HPV, que é um dos fatores que podem levar ao câncer de colo do útero. Outro exame de rotina é o de toque, em que o ginecologista introduz um ou dois dedos na vagina da paciente, ao mesmo tempo em que põe a mão sobre seu abdômen, para sentir os contornos do colo do útero, das trompas de Falópio e dos ovários. Trata-se de um exame que não pode ser feito em mulheres virgens, e é sempre melhor não estar menstruada. Ainda no consultório, é possível fazer a colposcopia, ou seja, a visualização da vagina e do colo do útero por meio de um colposcópio, aparelho que funciona como uma lupa e permite observar o estado da mucosa que reveste a região. Esses três exames ambulatoriais se complementam.

Para prevenir o câncer de mama, outro exame realizado no consultório é a palpação dos seios, em que o ginecologista pressiona e desliza os dedos sobre a mama, em busca de eventuais nódulos. Os médicos e outras autoridades da saúde estimulam que esse exame também seja feito em casa, diante do espelho, caso em que é chamado de autoexame. O melhor período é o sétimo dia depois do primeiro dia da menstruação.

Se você tem entre 20 e 40 anos, deve realizar o autoexame com certa regularidade. Mulheres que estão na menopausa devem realizá-lo mensalmente. Para realizá-lo, posicione-se na frente de um espelho, de pé. Observe os dois seios com os braços levantados,

Puberdade – Tempo de transformações

com os braços na cintura e com os braços para baixo: procure ver se há diferença entre eles, como, por exemplo, se um aparenta estar mais pesado que o outro. Em seguida, aperte cada mamilo com as mãos, para ver se sai algum tipo de secreção. O passo seguinte é deslizar os dedos pelos seios, apertando a superfície, em busca de eventuais nódulos. Tudo o que for observado deve ser relatado ao ginecologista durante a próxima consulta. Esse exame é fundamental para uma primeira identificação de anormalidades, algo que exames profissionais irão posteriormente pesquisar. Sabe-se hoje que 80% dos tumores de mama são localizados pelas próprias mulheres.

Outros exames normalmente pedidos para verificar a saúde das mamas são a mamografia e a ultrassonografia. A mamografia é recomendada para quem tem mais de 40 anos, idade a partir da qual deve ser repetida uma vez por ano. Trata-se do exame radiológico mais apropriado para investigar a constituição interna da mama, já que, através de raios X, ele descobre microcalcificações que podem ser estágios iniciais de um tumor, assim como nódulos propriamente ditos. Esse exame pode ser bastante doloroso, porque a mama é comprimida pelo mamógrafo, por isso, deve ser feito entre o sétimo e o décimo dia a contar do primeiro dia da menstruação. Um médico pode solicitar que esse exame seja realizado por mulheres mais jovens quando há suspeitas a investigar.

Já a ultrassonografia das mamas se utiliza de ondas sonoras de alta frequência, que produzem imagens do órgão analisado. Serve para aprofundar o diagnóstico da mamografia, porque permite avaliar melhor a glândula mamária e detectar lesões. É recomendado para investigar nódulos, ajudando a verificar sua consistência (se são sólidos, cheios de líquido ou ambos os casos). Para realizá-lo, a paciente deita de costas, com os braços ao lado da cabeça, para que um transdutor deslize sobre a pele, fazendo a varredura. O médico especialista observa tudo em um monitor e depois imprime as imagens, para que sejam mais bem avaliadas.

Quem já vive essa rotina há algum tempo pode ainda se sentir incomodada com alguns dos exames, por isso a importância de se desenvolver uma relação de confiança com o médico e ter paciência, afinal, esses minutos de incômodo são fundamentais para ter a segurança de estar com a saúde em dia. É comum muitas mulheres preferirem se consultar com ginecologistas mulheres, mas não existem regras: o importante é se sentir segura e sempre tratar a saúde com responsabilidade.

As DSTs

Todos os exames apresentados no tópico anterior têm como objetivo diagnosticar a presença de doenças, e manter a rotina de cuidados anuais pode ser crucial para o sucesso do tratamento. Mas apenas fazer o acompanhamento médico não é suficiente: é importante se prevenir. E isso é ainda mais importante no caso das doenças sexualmente transmissíveis (DSTs).

Existem vários tipos de DSTs, sendo cada uma causada por um agente patogênico diferente, que pode ser vírus, bactéria, fungo ou protozoário. Os meios de transmissão, os tratamentos e os sintomas variam entre as doenças, embora todas tenham em comum a forma de contaminação: o contato sexual sem proteção – vaginal, anal ou oral –, por causa da troca de secreções, sangue ou saliva através das microlesões imperceptíveis que ocorrem durante o ato sexual, que servem como porta de entrada para as contaminações. Para que ocorra, porém, um dos parceiros deve ser portador do agente patológico.

Puberdade – Tempo de transformações

> **Você sabia que...**
>
> ... a camisinha não serve apenas para evitar a gravidez, mas também é a melhor maneira de se proteger da aids e das demais DSTs? É que o preservativo atua como uma barreira contra o contato com o sangue e as secreções que naturalmente são trocadas entre os parceiros durante o ato sexual. O governo brasileiro distribui camisinhas gratuitamente pelo SUS, mas espanta saber que a maioria dos jovens brasileiros não usa camisinha em suas relações sexuais. Essa foi a resposta de cerca da metade dos entrevistados com idade entre 14 e 25 anos de uma pesquisa, sendo que 40% das mulheres indagadas confirmou esse hábito. Os dados foram levantados entre 2006 e 2012 pelo Instituto Nacional de Políticas Públicas do Álcool e Outras Drogas (INPAD), da Universidade Federal de São Paulo (Unifesp). Acredita-se que esse comportamento tenha a ver com o fato de os jovens da atualidade não terem presenciado a epidemia de aids que se alastrou pelo país em meados da década de 1980 e por acreditarem que os medicamentos que existem conseguem conferir uma boa qualidade de vida. Embora isso seja verdade, é infinitamente melhor prevenir do que remediar. Fique atenta! Dúvidas podem ser esclarecidas pelo Disque Saúde no telefone 136.

Entre as DSTs mais comuns estão o herpes genital, o HPV, a gonorreia, a sífilis, a clamídia, o cancro mole e a tricomoníase, embora existam muitas outras. Uma das mais graves é a síndrome da imunodeficiência adquirida (aids), ainda sem cura. Ela é causada pelo vírus HIV, que se transmite geralmente pelo sangue – embora estudos indiquem que também possa, embora seja raro, ser transmitida pelas secreções e pela saliva – e logo ataca o sistema imunológico do organismo. Com a evolução da doença, seu portador fica sem defesas e

A saúde da mulher – Dr. José Bento

suscetível a várias infecções, podendo morrer. Outra DST que também preocupa é a hepatite viral, também transmitida pelo sangue. Considerada uma doença traiçoeira, ela muitas vezes não apresenta sintomas, mas com o tempo pode causar câncer de fígado.

Algumas DSTs podem ser adquiridas, além de via sexo sem proteção, por meio do contato com objetos infectados: contaminação por fungos, via roupas íntimas, e ainda a contaminação por vírus e bactérias, via uso de objetos que retêm sangue, como seringas, agulhas, alicates etc. Ainda é possível transmitir a doença via gestação e amamentação, caso que ocorre quando a mãe gestante ou lactante transmite o HIV para o filho.

O maior perigo das DSTs está nas complicações que podem acarretar, já que o organismo contaminado fica enfraquecido e vulnerável. Além disso, o portador se torna transmissor e pode vir a contaminar outras pessoas. É por essa razão que as DSTs são consideradas um caso de saúde pública, exigindo das autoridades programas e políticas para esclarecer, orientar, detectar e atender à população.

Os sintomas variam de acordo com o tipo de DST, embora alguns sejam comuns entre várias delas: vão de ardência, corrimento, odor forte até o surgimento de feridas e verrugas nos órgãos genitais, quadro que pode causar febre e íngua (caroço no gânglio, sinal de infecção). A aids é um caso à parte, porque é uma síndrome, e acaba causando diarreia, febre, pneumonia e várias outras infecções subsequentes. Considerando-se ainda o fato de que algumas DSTs demoram para apresentar sintomas e outras nem sequer os apresentam, é muito importante manter a rotina de exames sempre em dia.

Só um médico é capaz de identificar a ocorrência de uma DST, mediante diagnóstico clínico e exames apropriados. Quando houver a menor suspeita, não deixe de procurar um especialista, que vai indicar o melhor tratamento, em geral com uso de antibióticos. Veja a seguir quais são os sintomas e a forma de tratamento das DSTs mais comuns:

Puberdade – Tempo de transformações

Gonorreia: é causada pela bactéria *Neisseria gonorrheae*, que atinge o colo do útero, o canal anal, o pênis, a garganta e os olhos, podendo trazer complicações como artrite, meningite, problemas cardíacos e até infertilidade. É transmitida por relações sexuais sem proteção e detectada por exames. Entre seu sintomas estão corrimento amarelo purulento ou até mais claro, com forte odor, coceira e ardor ao urinar. Pode causar futuros problemas de visão aos recém-nascidos que, durante o parto, tiverem contato direto dos olhos com áreas infectadas da mãe.

Sífilis: transmitida pela bactéria *Treponema pallidum* por meio de relações sexuais e pelo sangue, ela evolui em estágios lentos: primeiro, com aparecimento de lesões nos órgãos genitais, dolorosas ou não, e, depois, pelo corpo, com surgimento de ínguas na virilha. Exames de sangue identificam a presença da doença. Se não for tratada, provoca complicações cardiovasculares e nervosas, levando grávidas a abortar ou dar à luz prematuramente. Quando transmitida pela mãe ao filho, este se torna portador de sífilis congênita, sofrendo deformações, surdez e deficiência mental, podendo vir a morrer.

Clamídia: ocorre mediante contágio sexual e é transmitida pela bactéria *Chlamydia trachomatis*. A doença provoca inflamação dos canais genitais e urinários. Nas mulheres, causa inchaços, obstruções e dores, inclusive durante as relações sexuais; nos homens, leva à esterilidade. Também pode causar problemas à visão de recém-nascidos, se durante o parto houver contato dos olhos deles com áreas infectadas da mãe.

Cancro mole: conhecido popularmente como "cavalo", a doença é causada pela bactéria *Haemophilus ducreyi*. Os primeiros sintomas são dores de cabeça, febre e fraqueza, que surgem entre 2 e 15 dias após o contágio. Na sequência os órgãos genitais são tomados por pequenas e dolorosas feridas com pus, que começam a aumentar progressivamente. A doença faz surgir íngua na virilha, que causa dores ao andar. Também provoca dores durante as relações sexuais e ao evacuar.

Herpes genital: causada pelo vírus do herpes simples (HSV), que se divide em dois tipos – sendo o tipo 2 o que ataca a região genital e anal –, a doença se caracteriza por provocar lesões na pele e nas mucosas dos órgãos genitais. É transmitida pelo contato com a pele de uma pessoa infectada – que pode ter ou não lesões visíveis. O vírus costuma "se esconder" nas raízes do sistema nervoso, onde não há acesso às células de defesa, por isso nunca é eliminado. Manifesta-se de tempos em tempos, quando cai a imunidade da pessoa infectada. A erupção, bastante dolorida, é controlada por medicamentos específicos.

Tricomoníase: infecção causada pelo protozoário *Trichomonas vaginalis*. Na mulher causa inflamação do canal vaginal, podendo chegar ao colo do útero. Produz cheiro forte e corrimento branco, cinza ou amarelado, causando coceira e dor ao urinar e durante as relações sexuais. Transmite-se pelo contato sexual sem proteção.

Síndrome da imunodeficiência adquirida (aids): a doença, ainda sem cura, é causada pelo vírus HIV, que destrói as células de defesa do organismo, provocando uma série de deficiências. Com imunidade abalada, a pessoa que desenvolve a doença não tem como resistir a várias infecções, que se proliferam e a debilitam, levando-a à morte. É importante ter em mente, porém, que nem sempre quem é portador do HIV desenvolve a aids, principalmente se a contaminação for descoberta logo no início e o paciente começar o tratamento com remédios específicos. O problema é que se trata de medicamentos com incômodos efeitos colaterais e que deverão ser tomados pela vida toda. Entre os sintomas iniciais da aids se destacam a fadiga, febre, diarreia, distúrbios do sistema nervosos central, inchaço dos gânglios linfáticos e o surgimento de manchas na pele.

Hepatite viral: hepatite significa inflamação do fígado. É uma doença silenciosa, em geral sem sintomas, e causada por diferen-

Puberdade – Tempo de transformações

tes tipos de vírus. No Brasil, os tipos mais comuns são o A, B e C, enquanto na Ásia e na África existem também a hepatite D e E. Os tipos B, C e D são transmitidos pelo sangue, via transfusão, relações sexuais sem proteção, compartilhamento de seringas e de objetos perfurantes contaminados, mas também podem ser passados de mãe para filho pelo parto e pela amamentação. São os tipos mais preocupantes, já que podem evoluir para estágios crônicos, como cirrose e câncer.

O contágio das hepatites A e E, por sua vez, dá-se pelo contato fecal--oral, geralmente pela ingestão de água contaminada em regiões onde o saneamento básico é precário. Não são tipos que evoluem para estágios crônicos.

O grande risco das hepatites para a saúde pública vem dos tipos B, C e D, pois muitos de seus portadores não sabem que têm a doença e podem contaminar outras pessoas. Os sintomas, que podem ser confundidos com os de outras doenças, só aparecem quando já há comprometimento do fígado: cansaço, mal-estar, tontura, enjoo, dor abdominal, fezes esbranquiçadas, olhos e urina amareladas. Daí a importância de se prevenir e procurar realizar os exames que a detectam.

Estima-se que de 5% a 10% dos portadores da hepatite B se tornarão doentes crônicos, enquanto esse risco sobe para 85% no caso da hepatite C. Hoje existem tratamentos eficientes com antivirais, oferecidos gratuitamente pelo SUS.

HPV: contaminação causada pelo papilomavírus humano, chamado de HPV, que se subdivide em mais de 100 tipos. Pode causar lesões no colo do útero – e também na vagina e no ânus –, conhecidas por verrugas genitais, que podem evoluir para o câncer. O contágio do HPV se dá por relações sexuais sem proteção. É possível detectar a presença do vírus HPV no corpo por meio de um exame de sangue, mas esse exame não consegue prever se haverá manifestação de sintomas. O papanicolau é o exame que detecta a infecção por HPV, por isso deve ser feito com regularidade – ao menos uma vez por ano, depois de iniciada a vida sexual –, justamente para identificar a doença em estágios iniciais. O câncer de colo do útero é hoje o que mais mata mulheres no mundo, mas pode ser facilmente tratado se diagnosticado precocemente.

> **Você sabia que...**
>
> ... uma vacina em três doses contra quatro tipos do HPV, já usada em mais de cinquenta países, passou recentemente a ser ministrada no Brasil em meninas com idade entre 11 e 13 anos? Essa faixa etária foi escolhida porque, segundo estudos, é quando há maior resposta do organismo a vacinas e porque a maioria dessas meninas ainda não tem vida sexual ativa, logo, o risco de contaminação antes de receber a vacina é bem menor. O Ministério da Saúde do Brasil deve ampliar a faixa etária do público-alvo da vacinação nos próximos anos, para cobrir a população de meninas entre 9 e 15 anos de idade.

Cuidados para não engravidar

Uma gravidez precoce ou indesejada altera completamente a vida de uma mulher. Por mais que uma mulher que engravide sem planejar passe a amar seu filho, o que é comum e esperado, ela terá, por outro lado, de redefinir os planos de futuro, esclarecer a situação com o pai da criança – e com os próprios pais, se for menor de idade –, lidar com gastos antes não previstos e arranjar tempo para colocar o próprio filho em primeiro lugar dentro das prioridades. Talvez esta seja uma perspectiva um pouco dura para abordar o tema, mas ela é real e me parece oportuna esclarecê-la. Filhos são assunto sério. Sua saúde também.

Puberdade – Tempo de transformações

E falo de saúde porque outra preocupação depois do início da vida sexual são as DSTs, que vimos no tópico anterior. Neste caso, a camisinha é a melhor forma de prevenção.

Por isso, uma vez iniciada a vida sexual, se você não quer engravidar agora e tampouco optou pela abstinência, não dá para fugir do uso de métodos anticoncepcionais. Preparei uma lista com os principais deles para você conhecê-los melhor e assim ficar mais bem-informada para conversar com seu ginecologista. Eles estão divididos por categorias, segundo a atuação; alguns são mais eficientes, outros apresentam menos efeitos colaterais e assim por diante. Converse com seu ginecologista sobre qual deles é o melhor para você. De qualquer maneira, mesmo recorrendo a um deles, recomenda-se não dispensar o uso da camisinha, principalmente em relações sexuais com parceiros diferentes e em relações não estáveis.

Camisinha masculina: feita de látex, que é um material flexível e impermeável, trata-se de um invólucro que recobre o pênis. Deve ser colocada antes da penetração, com o pênis ereto – para a camisinha ficar bem ajustada e não correr o risco de se soltar durante o ato sexual –, tomando-se o cuidado de deixar um pequeno espaço na ponta para reter os espermatozoides que são lançados durante a ejaculação. Sua eficácia é de mais de 95%, sendo o método mais barato e utilizado. É o melhor recurso para evitar DSTs.

Camisinha feminina: produzida com o mesmo material da camisinha masculina, tem o formato de um cilindro, com um anel em cada extremidade. Fixada na vagina, impede que os espermatozoides "nadem" para dentro do colo do útero e cheguem à trompa de Falópio. Tem eficácia alta, embora muitas mulheres achem difícil de colocar.

Diafragma: produzido com látex ou silicone, tem o formato de um semicírculo e também serve para bloquear o acesso dos espermatozoides ao colo do útero. Precisa ser colocado pela mulher antes das relações sexuais, com ajuda de pomadas espermicidas, e só pode ser retirado seis horas depois da ejaculação. É eficiente, desde que colocado da maneira correta.

DIU – Dispositivo intrauterino: consiste em uma peça de plástico banhada de cobre, no formato de um "L" ou de um "T", cujo material funciona como espermicida. Ele é colocado no colo do útero pelo ginecologista durante o período menstrual, quando há certeza de que a mulher não está grávida. Ele pode ficar por até dez anos no corpo da mulher, sempre com acompanhamento do ginecologista.

SIU – Sistema intrauterino: peça semelhante ao DIU que age localmente na região pélvica liberando um hormônio e, assim, evitando a gravidez de uma forma muito eficaz. Com seu uso, a maioria das mulheres pode ficar sem menstruar, e por isso ele é muito usado para ajudar as que sofrem com fluxo menstrual intenso. Seu uso é de cinco anos.

Pílula anticoncepcional: método mais utilizado no mundo, pela sua praticidade. Consiste na ingestão, ao longo de 28 dias, de pílulas de hormônios, que podem ser simples (de progesterona) ou combinadas (de estrogênio e progesterona). Sua fabricação em escala comercial começou em 1960 e foi disseminada a partir dos anos 1970. A partir daí é que as mulheres passaram a poder decidir se queriam ou não ter filhos ou até se queriam ou não menstruar, já que isso se tornou possível mediante a ingestão de certos hormônios. As pílulas anticoncepcionais controlam a ovulação e tornam o muco cervical hostil aos espermatozoides. Sua eficácia é altíssima, mas é importante avaliar as condições clínicas antes de adotar este método, porque pode implicar riscos para quem sofre de pressão alta, de obesidade e é fumante.

Injeção de hormônio: consiste na aplicação de injeção de hormônios que evitam a ovulação por períodos que vão de um a três meses. Não pode ser usado por mulheres que tenham hipertensão, trombose, glaucoma, diabetes, problemas cardiovasculares, entre outros.

Puberdade – Tempo de transformações

Implante: também com o objetivo de inibir a ovulação, pequenos bastões com hormônios são implantados sob a pele. A liberação dos hormônios é gradual, ocorrendo ao longo de três anos.

Além desses métodos já apresentados, existe a pílula do dia seguinte, que não deve ser utilizada como um método contraceptivo comum, mas apenas em casos de emergências, até 72 horas depois de uma relação sexual sem proteção. Consiste na ingestão de uma grande quantidade de hormônios, o que cria um ambiente hostil aos espermatozoides dentro do útero e das trompas, assim como evita a ovulação. Só deve ser usada com recomendação médica, pois, além de desregular o ciclo menstrual, provoca efeitos colaterais.

Algumas mulheres ainda se utilizam de métodos comportamentais para evitar uma possível gravidez. Entre os mais conhecidos estão a tabelinha (método que se utiliza de cálculos, a partir da data da última menstruação, a fim de identificar o período fértil, que normalmente ocorre no 14º dia do ciclo. A mulher não deve ter relações sexuais sem proteção dois dias antes e dois dias depois dessa data), controle via muco cervical (observações que consideram a temperatura do corpo e a presença de muco para identificar os períodos em que a mulher está fértil) e coito interrompido (pratica-se retirando o pênis da vagina no momento da ejaculação). Não recomendo a realização de nenhuma dessas práticas, pois nenhuma funciona muito bem. Os dois primeiros exigem que o ciclo da mulher seja extremamente regular, e o coito interrompido pode ser ineficaz porque, ainda que em pequena quantidade, alguns espermatozoides podem ser liberados antes do final da relação e fecundar o óvulo.

Para as pessoas que têm certeza que não querem ter filhos há ainda os métodos da laqueadura (nas mulheres) e da vasectomia (nos homens).

Laqueadura (ligação das trompas): trata-se de uma intervenção cirúrgica em que as trompas de Falópio são cortadas e costuradas. Com isso, não há mais como os espermatozoides encontrarem os óvulos para a fecundação. É um método praticamente irreversível, e por isso sua realização deve ser pensada com muito cuidado.

Vasectomia: equivalente à laqueadura da mulher, este método é exclusivo para os homens, pois compreende uma cirurgia no canal deferente que impede que os espermatozoides cheguem ao esperma e, assim, que sejam liberados com a ejaculação. Sua realização também é praticamente irreversível e deve ser muito bem analisada pelo paciente e pelo médico.

> **Você sabia que...**
>
> ... é possível fazer laqueadura e vasectomia pelo SUS, sem pagar nada? Para isso, é preciso estar de pleno acordo com o procedimento, ter mais de 25 anos e/ou dois filhos vivos e cumprir um prazo mínimo de sessenta dias entre a solicitação e a realização da cirurgia. Quem ainda tiver dúvidas sobre o processo tem esse período para se informar em postos da rede pública de saúde, pois reversões da operação não são oferecidas. Ambas as cirurgias fazem parte da política de planejamento familiar do Ministério da Saúde. Elas asseguram que não ocorra fecundação e não causam perda de desejo, mas não protegem contra as DSTs, por isso não dispensam o uso da camisinha nas relações sexuais.

Os principais problemas da saúde da mulher

Com tantas transformações alterando o organismo feminino ao longo da vida, na grande maioria das vezes sob comando de pode-

Puberdade – Tempo de transformações

rosos hormônios, não seria muito difícil que, ao longo dos cerca de quarenta anos que vão da puberdade à chegada da menopausa, algum problema pudesse ocorrer a qualquer momento.

De distúrbios e incômodos passageiros a complicações mais sérias, todos ligados à saúde da mulher e muitas vezes aos hormônios circulantes, é importante saber reconhecer os sintomas desses problemas, até mesmo para, se suspeitar de algo, você procurar um médico quanto antes, ter logo um diagnóstico e rapidamente iniciar um tratamento.

Minha intenção agora é abordar os problemas mais comuns que afetam a saúde da mulher ao longo da vida fértil. Não pretendo fornecer uma vasta exposição das doenças e distúrbios existentes, mas falar daqueles que mais se repetem, começando pela tensão pré-menstrual (TPM).

É verdade que alguns problemas são específicos de determinadas fases, por causa da maior ou menor atuação dos hormônios no organismo feminino, como é o caso, por exemplo, da gravidez e da menopausa, assuntos dos próximos capítulos. Por outro lado, é verdade também que há problemas que se repetem através dos anos ou vão e vêm, sem serem característicos de alguma fase em especial. Na verdade, eles têm a ver com a natureza individual de cada mulher, e muitas vezes estão ligados à sua predisposição genética e até a reações emocionais. Vamos a eles.

Tensão pré-menstrual (TPM)

Durante muito tempo, cada vez que uma mulher repetidamente demonstrava fortes estados de irritabilidade, depressão, angústia e agressividade, havia a suspeita de que ela sofresse de alguma doença mental.

A saúde da mulher – Dr. José Bento

Só em meados do século XX, com as valiosas descobertas da medicina sobre como atuam os hormônios no ciclo menstrual e no organismo feminino em geral, surgiu uma explicação científica para esse repetitivo e cíclico estado de ânimo.

Batizada de tensão pré-menstrual, ou TPM, hoje a medicina sabe que esse conjunto de sintomas é, na verdade, uma síndrome que está associada ao ciclo menstrual e às variações hormonais pelas quais passa o organismo feminino – daí a diferença em relação a outras síndromes e doenças mentais.

Presente em 40% das mulheres, a TPM se manifesta principalmente na fase adulta, entre os 30 e 40 anos, embora possa ser sentida também pelas mulheres mais jovens. Entre cinco e dez dias antes da menstruação, a mulher pode sentir, ao mesmo tempo, dor de cabeça, mau humor, irritação, angústia e tristeza. Cansaço, dor e inchaço abdominal, sensação de peso na pélvis, palpitações, diminuição do desejo sexual, alterações no apetite, dificuldade de concentração, baixa autoestima, ansiedade e emotividade excessiva também podem se manifestar na TPM. É sempre bom lembrar, porém, que o conjunto desses sintomas varia de mulher para mulher.

A causa dessa síndrome tem a ver com a produção de serotonina, uma substância que atua no humor e é produzida pelas células nervosas. No organismo feminino, a serotonina oscila de acordo com o período do ciclo menstrual, pois o estrogênio e a progesterona interferem em sua produção. Quando há altas doses de serotonina, a mulher fica bem-humorada; o contrário acontece quando a quantidade desse hormônio diminui.

Nem todas as mulheres sofrem de TPM. E talvez você seja uma delas. Já as que sofrem, não necessariamente sofrerão sempre, porque a TPM pode não voltar a se manifestar – ou só voltar muito tempo depois. Acredita-se hoje que não só os hormônios sejam os responsáveis pela síndrome, mas também a sensibilidade de cada mulher para seus efeitos, a herança genética e eventuais dificuldades que ela possa viver em função de sua situação social e psicológica.

O segredo para controlar a TPM depende muito da compreensão que a mulher tem de seu corpo e também do conhecimento sobre a própria síndrome. Quanto mais informação a mulher tiver, portanto, mais fácil será detectá-la e tratá-la. Uma vez identificada, nada melhor do que estar atenta para seus sintomas. Aliás, essa é uma recomendação que serve para tudo que tem a ver com o corpo e a natureza feminina.

Se a mulher perceber que tem demonstrado, de forma repetida, um dos sintomas típicos mencionados – notando, por exemplo, que tem estado irritada, nervosa, sem paciência, ansiosa e depressiva, chorando por qualquer coisa, com pensamentos depreciativos, sentindo-se rejeitada, dispersa ou com distúrbios do sono –, há indícios suficientes para suspeitar de que esteja sofrendo de TPM.

A melhor coisa a fazer é observar quando tudo isso ocorre, para descobrir se há um padrão e se tem a ver com o ciclo menstrual. O ideal é anotar tudo em uma agenda e levar para a próxima consulta com o ginecologista. Essas anotações são muito úteis para facilitar o diagnóstico, e essa dica, aliás, vale para qualquer tipo de sintoma e suspeita.

Existe uma série de recomendações para aliviar a TPM, que vão da medicina tradicional à homeopatia e práticas alternativas. Cabe ao médico e à paciente, em conjunto, determinar o que é melhor. Em todo caso, são indicados exercícios físicos, tratamento psicológico e até redução da ingestão de sal e de gorduras saturadas. Vitaminas B6, A e E são bem-vindas. Também recomenda-se não marcar compromissos decisivos, como uma entrevista de emprego ou uma apresentação importante, nesses dias.

Síndrome do ovário policístico

A síndrome se define pela existência de vários cistos nos ovários, e é associada a quadros de obesidade, aumento dos pelos no corpo e ausência de menstruação em alguns meses. Pode causar aumento de oleosidade na pele e acne. O diagnóstico da doença é feito por meio de ultrassonografia e exames laboratoriais. Os médicos procuram tratar os sintomas regulando o ciclo menstrual com pílulas anticoncepcionais e utilizam medicamentos indutores para estimular a ovulação. As mulheres que não conseguem engravidar por causa da doença e que não são responsivas ao tratamento clínico devem conversar com o médico sobre a possibilidade de uma cirurgia (realizada com uma câmera e instrumentos introduzidos via pequena incisão no ventre), a fim de estimular a superfície dos ovários com energia elétrica ou *laser*. As mulheres que sofrem com essa síndrome têm maiores chances de desenvolver problemas cardiovasculares na menopausa, por isso é importante nunca descuidar da saúde.

Endometriose

É uma doença estimulada pelo hormônio estrogênio que afeta cerca de 5 a 10% da população feminina e se caracteriza pelo crescimento atípico do endométrio, que é o tecido que reveste as paredes internas do útero. Com isso, ele se espalha pelos ovários, trompas de Falópio, intestino e bexiga, causando dores e infertilidade. A doença também desregula o ciclo menstrual.

A mulher pode sentir dores não só no período menstrual e nos dias que o antecedem – quando podem ocorrer cólicas muito fortes –, mas também durante as relações sexuais.

Seu diagnóstico é feito por meio de ultrassonografia, ressonância magnética e por videolaparoscopia, e o tratamento, com medicamentos que controlam a liberação desse hormônio; há casos em que é necessário realizar cirurgia.

Dismenorreia

É o termo médico para as cólicas que atingem o baixo ventre durante a menstruação. Há dois tipos de dismenorreia: a primária, causada pela liberação excessiva de prostaglandinas, que estimulam as contrações uterinas, e a secundária, que surge na meia-idade e se associa a outras doenças, como endometriose, miomas, doença inflamatória pélvica (DIP), presença de pólipos, entre outras. A dismenorreia primária pode ser tratada com administração de anticoncepcionais orais, que bloqueiam a produção de prostaglandinas. Também podem ser utilizados analgésicos e anti-inflamatórios, sempre com acompanhamento médico.

Amenorreia

É como os médicos chamam o atraso e/ou a suspensão temporária da menstruação. A amenorreia primária ocorre em adolescentes geralmente muito magras e esportistas, que chegam aos 16 anos sem menstruar. É atribuída à pouca gordura corporal, pois a pequena quantidade de gordura, nessa fase, acaba afetando a produção hormonal relacionada ao ciclo menstrual. Seu tratamento inclui justamente o ganho de peso com dieta especial.

Já a amenorreia secundária é a que acomete mulheres que já menstruam, mas que, sem estarem grávidas, de repente ficam três meses ou mais sem menstruar. Também nesse caso o quadro tem a ver com o tipo físico, pois costuma acontecer com mulheres muito magras e praticantes de intensa atividade física. Pode estar associada ao aparecimento de acne e queda de cabelo no caso de um desequilíbrio hormonal. Pode também ser causada por menopausa prematura, se ela se manifestar por volta dos 40 anos. Exames específicos devem ser realizados para identificar a causa e definir o tratamento adequado, que nem sempre envolve apenas mudanças na dieta, mas também a ingestão de complementos hormonais.

Mioma

Miomas são tumores benignos que surgem no útero, geralmente em idade fértil. Como são benignos, não resultam em câncer, mas podem deformar o útero, dependendo do tamanho que alcançarem. Eles atingem cerca de metade da população feminina na faixa etária dos 30 aos 50 anos. São detectados por exames de toque e confirmados por ultrassonografia. Mulheres negras têm maior histórico de incidência, com aparecimento de tumores maiores nas mais jovens. O tratamento é variado, dependendo dos sintomas e do tamanho do mioma, podendo-se recorrer a cirurgias e até à retirada total do útero.

Doença inflamatória pélvica (DIP)

Ela se caracteriza pela inflamação do útero, das trompas e dos ovários, geralmente por causa de micro-organismos transmitidos por relações sexuais sem proteção – daí ser considerada uma DST –, embora seu contágio também se dê por instrumentos contaminados usados em partos, abortos, curetagem, inserção do DIU e biópsia do endométrio. Pode ser aguda ou crônica. Nesse segundo caso, acaba resultando em uma doença mais persistente. Seu diagnóstico é feito por meio de exame de sangue, ultrassonografia ou tomografia, e o tratamento, pela ingestão de antibióticos específicos.

Distúrbios da tireoide

Problemas na glândula tireoide, seja hipertireoidismo (tireoide liberando excesso de hormônios) ou hipotireoidismo (tireoide liberando menos hormônio do que o normal), podem afetar a vida da mulher, antecipando ou atrasando a puberdade e a menstruação, influenciando a ovulação, levando ao surgimento de cistos no ovário, e até dificultando a gravidez e a amamentação.

No hipotireoidismo, como é menor o nível de hormônios da tireoide circulando, há queda no metabolismo, causando, entre outros fatores, sonolência, reflexos e raciocínio lentos e alterações dos ciclos femininos. Já no hipertireoidismo, com o excesso de hormônios tireoidianos no organismo, os sintomas são opostos: taquicardia, irritabilidade, agitação, antecipação dos ciclos femininos etc.

Cerca de 10% da humanidade apresenta problemas de tireoide, sendo as mulheres as mais atingidas. A maior ocorrência é de nódulos, mas apenas 5% deles são malignos. Para detectá-los, é feita a palpação em consultórios, e um exame de ultrassonografia confirma o diagnóstico. Se forem detectados nódulos, pode ser feita a punção com agulha fina, a fim de analisar se as células retiradas são benignas ou malignas.

O tratamento depende do diagnóstico, e pode envolver desde a reposição hormonal a intervenções cirúrgicas, culminando com a extração da tireoide.

Obesidade

Considerada um problema de saúde pública, porque só cresce nas sociedades modernas ocidentais, principalmente entre crianças, a obesidade resulta geralmente da contínua ingestão de calorias em níveis muito acima da sua queima, mas ela também é causada ou agravada por certas doenças, como o hipotireoidismo e distúrbios psicológicos que levam à compulsão alimentar.

Considera-se que uma pessoa é obesa quando sua quantidade de gordura ultrapassa 15% do peso considerado normal de acordo com a altura.

Você sabia que...

... uma das maneiras de descobrir se você está acima do peso considerado normal para a sua altura é por meio do IMC (índice de massa corporal)? Para calculá-lo, basta seguir a fórmula abaixo:

$$IMC = \frac{peso\ (em\ quilogramas)}{altura \times altura\ (em\ metros)}$$

O peso é considerado normal se o resultado da conta ficar entre 18,5 e 24,9. Resultados entre 25 e 29,9 indicam sobrepeso, e a partir 30, obesidade, que pode ser classificada como grau I (IMC de 30 a 34,9), grau II (IMC de 35 e 39,9) e grau III (IMC acima de 40), que configura obesidade mórbida.

Quanto mais obesa a pessoa for, mais graves se tornam os problemas de saúde, pois todos os sistemas do corpo são sobrecarregados, gerando doenças circulatórias, cardiovasculares, respiratórias, diabetes, câncer etc.

A obesidade não é uma doença exclusiva das mulheres, mas ela acaba trazendo sérios prejuízos ao funcionamento do organismo feminino, desregulando seus ciclos hormonais, especialmente na gravidez.

Câncer de mama

O câncer de mama é um dos mais frequentes em todo o mundo, e o tipo de câncer mais comum entre as mulheres. Devem ficar atentas especialmente as mulheres com os seguintes perfis: com histórico familiar da doença, mais de 50 anos, que não tenham tido filhos e que estejam acima do peso adequado.

Já mencionei o câncer de mama no início do livro, quando falei da importância da mamografia e do autoexame das mamas. É fundamental que a mulher visite o ginecologista com frequência, de maneira a monitorar eventuais nódulos que possam surgir e identificar o câncer de mama o mais precocemente possível. As chances de cura podem chegar a 90% se a doença for detectada nos primeiros estágios e tratada de maneira adequada.

O tratamento depende do estágio da doença, mas pode incluir quimioterapia, radioterapia, retirada do tumor ou até mesmo a retirada de toda a mama, a chamada mastectomia.

Câncer do colo do útero

O câncer do colo do útero, também chamado de câncer cervical, é um dos mais comuns em mulheres com mais de 40 anos de idade, embora também se desenvolva em mulheres mais jovens. Hoje ele representa 15% dos tumores malignos femininos registrados.

Também já mencionei esse tipo de câncer quando ressaltei a necessidade de se usar preservativos nas relações sexuais, principalmente como proteção contra o vírus HPV, que é uma porta de entrada para o desenvolvimento dessa doença.

Assim como no câncer de mama, fazer os exames de rotina ajuda a diagnosticar precocemente a doença. O papanicolau é o exame mais indicado para monitorar eventuais contaminações pelo HPV e deve ser realizado periodicamente por toda mulher com vida sexual ativa. O tratamento para o câncer do colo do útero pode incluir a retirada do útero, seguido ou não de quimioterapia.

Capítulo 3

Gravidez e parto
O início de uma nova vida

A gravidez é um período de intensas transformações no corpo feminino. Como vimos nos capítulos anteriores, ela resulta do encontro, na trompa de Falópio, entre o óvulo liberado pelo ovário com um dos espermatozoides lançados dentro da mulher durante a ejaculação do homem. Depois desse encontro, o óvulo fecundado continua seu caminho através da trompa de Falópio até chegar ao útero, onde se prende às paredes, previamente preparadas pelos hormônios estradiol e progesterona. Para que a fecundação ocorra, a mulher deve ter tido relações sexuais sem uso de métodos contraceptivos entre o 12º e o 16º dia depois do primeiro dia da menstruação, período no qual, em condições normais, dá-se a ovulação e a mulher encontra-se fértil.

O maior e mais conhecido indício de que uma mulher está grávida, é, sem dúvida, o atraso da menstruação, mas também é possível perceber um ligeiro aumento dos seios, ocorrência de enjoos, de sono e cansaço incomum, além de um aumento da emotividade. Em caso de suspeita de gravidez, é importante levar em conta o fluxo menstrual: quanto mais regulado ele for, maior a probabilidade de que o atraso seja um sinal positivo de gravidez. No caso de mulheres com ciclos irregulares, porém, é bom esperar alguns dias antes de levantar suspeitas.

A maneira mais rápida para confirmar a gravidez é através dos testes de farmácias, que geralmente trazem uma vareta que deve ser mergulhada na urina para obtenção do resultado. São fáceis de ser realizados, pois basta seguir as instruções e comparar a tabela explicativa de resultados com o resultado apresentado pela vareta depois de umedecida. Sua precisão é de 97% a 99%.

O ideal é fazer o teste assim que perceber o atraso menstrual, o que geralmente ocorre entre o 30º e o 35º dia depois do início da última menstruação. Se der positivo, é hora de marcar uma consulta com o ginecologista e começar a se preparar para a chegada do bebê. Se der negativo, é interessante esperar mais alguns dias para repetir o teste.

Outra opção é fazer exames de urina ou de sangue em laboratórios, já que eles oferecem a vantagem de confirmar a gravidez mais cedo do que os testes de farmácia, já a partir do 12º dia do ciclo, e com acerto de quase 100%. Tanto os testes de farmácia como o exame de sangue para confirmar uma gravidez funcionam detectando a presença de hCG (gonadotrofina coriônica humana), hormônio que só é secretado pelo organismo feminino quando há a fecundação.

A confirmação de que se está grávida é o anúncio de que a vida da mulher está prestes a mudar. Se até esse momento havia apenas a suspeita de que um bebê poderia chegar em breve, agora é certeza. Até ver o rostinho dele, sentir seu perfume e poder abraçá-lo, haverá pela frente vários meses de muitas transformações – o tempo exato dependerá do estágio da sua gravidez ao receber a grande notícia. Conhecer o que acontece com o bebê e a mulher e todos os detalhes do acompanhamento médico que deve ser feito a partir desse momento e ao longo dos próximos três trimestres é o objetivo deste capítulo.

Primeiro trimestre (1ª à 12ª semana)

O primeiro trimestre para o bebê

É difícil saber com precisão o momento exato em que, após a ejaculação, o espermatozoide se encontra com o óvulo e ambos começam a se fundir ainda dentro da trompa de Falópio. Por isso, convencionou-se considerar o primeiro dia da última menstruação como o primeiro dia da gravidez.

O certo é que, a partir do instante da concepção, os 23 cromossomos de cada gameta dos dois progenitores se juntam, o que garante a transmissão de suas características ao futuro ser humano.

Os cromossomos são filamentos onde se encontram o DNA (ácido desoxirribonucleico), o composto orgânico que contém o código genético de cada indivíduo, com informações gerais sobre sua espécie e informações individuais sobre o funcionamento do seu organismo, aparência física, e propensão a desenvolver certas doenças, entre inúmeras outras informações. Todo ser humano possui em seu código genético, normalmente, 46 cromossomos, o que faz de toda pessoa um ser único, já que suas características resultam sempre da combinação aleatória da metade do código genético herdado do pai (23 cromossomos) e da outra metade herdada da mãe (mais 23 cromossomos).

Ainda que nenhuma gestante perceba todo esse movimento natural de perpetuação da espécie em seu organismo, o início da nova vida recém-gerada passa por diversas etapas, e a primeira delas possui um nome diferente: zigoto, que é a primeira célula a se formar da junção do óvulo e do espermatozoide. É a partir do zigoto que se sucedem as outras divisões celulares que vão dar origem a um embrião, depois a um feto e, finalmente, a um bebê. Essas multiplicações celulares acontecem primeiro na própria trompa de Falópio e seguem em ritmo acelerado assim que o embrião se estabelecer no útero, onde deverá se desenvolver até o nascimento.

Em uma semana de gravidez, a partir da única célula do zigoto já terão surgido duzentas células. Nessa fase, o zigoto passa a ser chamado de embrião e começa a ser envolvido pelo saco amniótico, que crescerá junto com ele. No interior do saco amniótico fica o líquido amniótico, que protegerá o embrião, amortecendo golpes ou quedas que a mãe possa vir a sofrer.

Ao longo das quatro primeiras semanas de gravidez, o embrião não mede mais do que 0,5 centímetro, mas já está ligado ao corpo da mãe pelo cordão umbilical, o tubo que o conecta ao mais importante e complexo órgão da gestação: a placenta. De tessitura esponjosa e com o formato de uma panqueca de cerca de 4 centímetros de espessura, a placenta cresce no útero da mulher grávida e é responsável por nutrir o bebê em formação e purificar o seu sangue, realizando trocas gasosas, dando-lhe oxigênio e enviando-lhe hormônios para seu crescimento.

> **Você sabia que...**
>
> ... a placenta é também chamada de "3 em 1", por ter o poder de filtrar, nutrir e oxigenar o bebê em formação? Essas funções, depois do nascimento do bebê, serão desempenhadas pelos rins, pelo fígado e pelos pulmões, respectivamente.

A capacidade dos mamíferos de gerar seus descendentes dentro do ventre materno só se tornou possível por causa do desenvolvimento da placenta. Em termos de evolução das espécies, isso significou uma grande vantagem em relação aos animais que dependem da procriação

Gravidez e parto – O início de uma nova vida

por meio de ovos, já que estes, uma vez liberados no mundo exterior, são sempre mais suscetíveis aos ataques dos predadores.

O mais curioso desse canal de ligação entre mãe e filho é que, ainda que estejam ligados e o cordão se encarregue de levar ao futuro bebê as substâncias necessárias ao seu desenvolvimento e extrair dele os resíduos de seu metabolismo para eliminação, a placenta garante a independência dos dois organismos. Por isso, não há troca de sangue entre a mãe e o bebê durante a gestação, o que poderia desencadear rejeições caso os tipos sanguíneos e os fatores Rh não combinassem.

Já no segundo mês de gestação, a mãe pode ouvir o coração de seu filho bater pela primeira vez com a ajuda de aparelhos como o estetoscópio Doppler especializado. A partir da 10ª semana de gestação, o coração do embrião atinge 150 pulsações por minuto, ritmo que parece acelerado, mas é normal.

Mas não é só o coração que ganha vida nesse momento da gravidez. Estão se desenvolvendo também o sistema nervoso e os aparelhos digestório, circulatório e respiratório do futuro bebê, além dos olhos, da boca, do nariz, dos braços e das pernas. Por causa disso, o embrião recebe uma nova denominação e passa a ser chamado de feto. Ele também já possui unhas e começa a dar pequenos chutes, além de conseguir realizar movimentos de sucção com a boca.

Ao se completar o terceiro mês de gravidez, o feto começa a apresentar genitais. Elas ainda não estão totalmente formadas, por isso é difícil que uma ultrassonografia identifique já nesse momento se é um menino ou uma menina que está a caminho. Embora ainda seja muito pequeno, o feto agora tem 4 centímetros de comprimento, quase o tamanho de um polegar, e pesa cerca de 20 gramas. A partir dessa fase, ele começará a crescer substancialmente.

A saúde da mulher – Dr. José Bento

> **Você sabia que...**
>
> ... estudos recentes apontam que, no final do primeiro trimestre de gravidez, quando estão se formando as áreas cerebrais para os cinco sentidos – olfato, audição, visão, paladar e tato –, o bebê já tem capacidade de rir? O que ainda não dá para saber é do que exatamente ele ri, embora sua audição já capte a pulsação e a voz da mãe.

O primeiro trimestre para a gestante

Com tantas transformações internas ocorrendo no organismo da gestante, externamente não seria diferente. Nos primeiros meses, é bastante comum que grávidas se sintam inseguras em relação à sua saúde, à sua aparência e a seu futuro como mãe, passando a ter muitas dúvidas e a se emocionar com facilidade. Importante, porém, é saber que esses sentimentos são normais e corriqueiros, que devem ser exteriorizados em conversas com as pessoas próximas ou com o próprio médico.

Sobre os motivos para dúvidas e oscilações de humor tão frequentes, além de todo o cenário de mudanças e incertezas, é bom lembrar que uma enxurrada dos poderosos hormônios progesterona e estrogênio circulam pelo sangue durante a gestação, provocando grande parte dessas emoções.

Em termos físicos, aos dois meses de gravidez ninguém tem uma barriga saliente para exibir; por outro lado, os seios ficam rijos e maiores. A cintura perde a forma e algumas roupas já começam a ficar justas. Os batimentos cardíacos podem ficar até 50% mais rápidos, já que o coração da mulher tem agora muito mais sangue para bombear, podendo alcançar até 90 batimentos por minuto em repouso. A capacidade respiratória também aumenta, pois é preciso muito mais oxigênio para dar conta de dois organismos – ou mais, em caso de gêmeos.

Um sintoma que pode ocorrer nesse período, embora não tão frequente, é o excesso de produção de saliva, chamado de sialorreia, assim como eventuais sangramentos dos dentes e das gengivas, que, aliás, merecem atenção em consultas a um dentista. Os sintomas mais frequentes, de que quase nenhuma grávida escapa mesmo, principalmente nos primeiros meses, são enjoos, vômitos, azia e excesso de sono.

Cerca de 70% das grávidas enjoam, principalmente no primeiro trimestre. Umas das possíveis causas é excesso de progesterona, que interfere no ritmo normal do trânsito gastrointestinal, deixando-o mais lento e sobrecarregado. Deixar o estômago vazio, porém, não é uma solução para amenizar isso: na verdade, vai piorar o enjoo. Uma dica para amenizá-lo é ter à mão biscoitos de água e sal, que podem ser ingeridos de três em três horas. Por outro lado, estômago cheio também é causa de enjoos em gestantes, sobretudo se comerem alimentos gordurosos e muito doces, já que normalmente eles são de digestão lenta e mais difícil. Grávidas devem evitar dormir de estômago cheio e procurar se manter hidratadas.

Para amenizar a azia, que também ocorre com frequência nesse período da gravidez, porque a digestão está mais lenta e há excesso de gases estomacais que provocam refluxo, ajuda muito evitar alimentos e sucos ácidos, refrigerantes e conservas industrializadas. As bebidas alcoólicas devem ser eliminadas. Recomenda-se ainda comer pouco e em porções mais reduzidas e não usar roupas que apertem a região do abdômen. Colocar um apoio sob a cama, de maneira a deixá-la levemente inclinada, para deixar a cabeceira um pouco mais elevada ajuda muito na hora de dormir.

Em relação ao excesso de sono, um círculo vicioso costuma atingir todas as grávidas: de um lado, a progesterona induz ao sono, principalmente de dia; enquanto, por outro, a necessidade de urinar com mais frequência faz com que se desperte várias vezes à noite. Resultado: ao ter sono demais e dormir mal, a maioria das grávidas acaba tendo sono atrasado. As maneiras mais comuns de solucionar essas situações são fazer pequenos cochilos durante o dia, não beber tanto líquido antes de dormir, além de usar almofadas entre as pernas em busca de uma posição mais confortável, mas cada gestante acaba encontrando seu jeito todo próprio de solucionar os incômodos que sente.

Quando a gestação chega ao final do primeiro trimestre, a barriga ainda é pouco evidente. Esse momento de transição talvez seja perfeito para a gestante começar a pensar nas roupas que usará em breve. Lembre-se de que não há regras na hora de se vestir: o importante é sentir-se bonita e confortável com o corpo e a aparência durante a gestação.

Preparar-se para os próximos dois trimestres implica incorporar ao dia a dia atividades físicas e alguns cuidados com a pele e a alimentação.

O aparecimento da celulite na gravidez é justificado pelo aumento do hormônio estrogênio, que provoca retenção de líquidos e dificulta a microcirculação. Para combatê-la, é preciso praticar exercícios leves, de preferência na água, como hidroginástica e natação, que produzem menos impacto. Caminhadas e massagens especiais também são recomendadas.

Embora as temidas estrias, que decorrem do rompimento das fibras da pele, costumem surgir só mais à frente, quando a pele de toda gestante começa a esticar em função do crescimento da barriga, dos quadris e dos seios, nada impede que a gestante já comece a se hidratar e a usar cremes e loções especiais para evitá-las. Mas atenção: o uso de cremes para evitar e tratar estrias e celulite deve ser avaliado pelo médico do pré-natal, uma vez que eventuais substâncias podem ser nocivas para o bebê.

Já para evitar o melasma, que é aquela pigmentação de cor marrom que costuma surgir no rosto da maioria das gestantes, e com maior incidência em quem se expõe ao sol com mais frequência, recomenda-se solicitar ao dermatologista dicas de protetores especiais contra os raios UVA e UVB. Essas manchas, que podem surgir também nas aured dos seios, ocorrem por causa da alteração do MSH, o hormônio regulador da pigmentação.

Varizes e hemorroidas são outros incômodos que surgem durante a gravidez, por causa da compressão dos vasos sanguíneos pelo bebê, o que dificulta a circulação e provoca maior dilatação das veias da mãe, em especial das da perna. O uso de meia elástica é recomendável para amenizar o problema, assim como o ato de elevar as pernas ao menos uma vez ao dia, de quinze a trinta minutos. Essas ações também são indicadas para evitar o inchaço dos pés e das pernas, outro problema recorrente nas gestantes, por causa do significativo aumento de peso. Usar sapatos sem saltos ou de saltos baixos é o ideal para as grávidas: são seguros e mais confortáveis.

> **Você sabia que...**
>
> ... o inchaço das pernas durante a gravidez pode ser minimizado se a gestante se deitar, virada para o lado esquerdo, de quinze minutos a meia hora, duas ou três vezes durante o dia? Pelo lado direito do corpo passa a veia cava, que traz o sangue dos membros inferiores para o coração. Sem pressionar esse lado, a circulação flui melhor e o inchaço diminui.

Segundo trimestre (13ª à 26ª semana)

O segundo trimestre para o bebê

Toda gestante quer começar a sentir os movimentos de seu bebê. No início do quarto mês de gravidez, ele já se movimenta sem parar: mexe muito as pernas e os braços, dá cambalhotas e chutes, além de chupar o dedo. Essa movimentação, no entanto, é imperceptível, porque o feto ainda é muito pequeno.

Pesando menos de 90 gramas e medindo entre 10 e 13 centímetros, ele ainda não sobreviveria fora do útero. Isso porque, por mais que já tenha a aparência de um bebê – com cabelos, sobrancelhas e rosto definindo-se e membros inferiores e superiores prontos –, existem órgãos que ainda precisam se desenvolver, como o pulmão, e outros que precisam amadurecer. A pele que reveste seu corpo, por exemplo, não passa de uma película ainda muito fina e translúcida, através da qual se veem os vasos sanguíneos.

Uma função que o feto começa a realizar aos quatro meses da gestação é a atividade gástrica: ao engolir pequenas quantidades do líquido amniótico, seus intestinos produzem uma espécie de excremento chamado mecônio, o mesmo que será eliminado nos primeiros dias depois do nascimento.

Você sabia que...

... existem duas situações em que o bebê, ainda no ventre, pode aspirar o mecônio, uma mais preocupante e outra nem tanto? A menos preocupante indica que o intestino está maduro e, se o bebê estiver saudável, não terá maiores implicações. A mais preocupante indica que houve sofrimento fetal, em algum momento, levando-o a essa aspiração por falta de oxigenação. Nesse caso, o risco é maior quanto mais espesso e esverdeado estiver o líquido amniótico. É a chamada síndrome da aspiração de mecônio, que pode causar inflamações nas vias aéreas do bebê ao nascer.

No início do quinto mês de gestação, é possível para a gestante enfim sentir o bebê se mexendo em seu ventre. A verdade é que

Gravidez e parto – O início de uma nova vida

nessa fase ele está bem ativo, embora continue cabendo na palma da mão de um adulto. Ele já começa a olhar para a frente, apesar de manter as pálpebras fechadas, suas orelhas estão bem posicionadas e a cartilagem de seu corpo começa a endurecer, preparando-se para formar seu esqueleto. Ouvir já é um sentido novo: primeiro ele ouve as batidas do coração da mãe e os movimentos de seu trato intestinal, mas muito em breve passará a escutar a sua voz, além de sons do exterior, daí a importância de começar a conversar com ele.

A pele muito fina que cobria o feto no mês anterior começa, na 20ª semana, a ganhar uma proteção gordurosa, chamada de verniz caseoso, que tem a função de amadurecer as células. Essa proteção continuará pelo corpo todo até o nascimento, o que explica por que os bebês nascem cobertos com uma pasta esbranquiçada.

As semanas que se seguem são de crescimento contínuo, e o bebê desenvolve as glândulas sudoríparas, o pâncreas – órgão de fundamental importância para a produção de insulina –, assim como a dentição, sob a gengiva, entre outras estruturas corporais. Ele permanece acordado e agitado cerca de seis horas por dia, utilizando as outras dezoito para recuperar a energia e continuar a se desenvolver.

Pouco antes do sexto mês de gestação, o feto terá cerca de 30 centímetros e pesará aproximadamente 600 gramas. Em outras palavras, ao fim do segundo trimestre, o bebê tem pouco menos da metade do comprimento que terá ao final da gestação, quando seu nascimento estiver próximo. Nesse momento, ele já se parece muito com um ser humano em miniatura. Nos próximos meses ele crescerá um centímetro por semana e terá significativo ganho de peso.

O segundo trimestre para a gestante

A partir do segundo trimestre, a gravidez já é evidente e a mulher já pode começar a exibir a barriguinha. A partir desse período, grávidas podem engordar de 5 a 7 quilos. O motivo é o ganho de peso semanal que o feto começa a apresentar da 13ª semana em diante.

A melhor notícia da nova fase é que os enjoos e os vômitos vão diminuindo até desaparecerem. A ideia de estar grávida também já estará mais bem assimilada e, apesar da influência dos hormônios na mulher, muitas inseguranças já terão sido superadas. O risco de ocorrer um aborto espontâneo também diminui, já que 60% deles geralmente ocorrem em função de anormalidades cromossômicas e de problemas na multiplicação das células que formam o embrião.

Por outro lado, o grande desafio do segundo trimestre de gravidez decorre das demandas do novo organismo em formação. Dessa forma, é comum apresentar deficiência de vitaminas e até anemia, levando o médico a receitar à gestante complexos vitamínicos e ferro em doses diárias. A medida visa também proteger contra gripes e resfriados.

A vontade de urinar a toda hora vai aumentar na proporção em que a bexiga da mulher for sendo comprimida pelo bebê em formação. A prisão de ventre e o acúmulo de gases também são causados por compressão, mas dessa vez do estômago e intestinos. Com ainda mais sangue e líquidos circulando pela corrente sanguínea da mulher nesse período, seus batimentos cardíacos tendem a se manter acelerados e seus rins sobrecarregados. Já o aumento progressivo do peso tende a causar dores nas costas e intensificar a sensação de cansaço, além de agravar o inchaço das pernas e o surgimento de varizes que já se manifestaram no primeiro trimestre.

Vale lembrar que quanto mais esticada ficar a pele, com o crescimento do futuro bebê, maior a probabilidade de surgirem estrias – daí

Gravidez e parto – O início de uma nova vida

a importância de hidratar a pele diariamente. Este é o momento de começar a dormir de lado, a melhor posição para as grávidas, já que dormir de bruços começa a se tornar inviável e dormir com a barriga para cima só é possível com almofadas sob as pernas, para evitar dores nas costas.

As mulheres que decidiram adiar a prática de atividades físicas em função dos enjoos e vômitos recorrentes do trimestre anterior, além do receio de aborto espontâneo, a partir desse momento devem incluí-las em seu dia a dia. Caminhadas leves são mais fáceis e baratas de serem colocadas em prática, embora a natação e a hidroginástica continuem sendo ideais, porque o ambiente aquático diminui os impactos da movimentação. Oxigenar o sangue, melhorar o fôlego e o preparo físico são as vantagens desses exercícios, algo de que toda gestante precisa para dormir melhor e se preparar para o que vem pela frente: o crescimento do bebê – e, consequentemente, da barriga – e ainda mais ganho de peso, além dos preparativos para o parto.

E, por falar nisso, ainda que faltem alguns meses para a chegada do bebê, nada melhor do que já adiantar algumas providências, como conhecer a maternidade onde ocorrerá o parto. Procure saber onde seu médico atende e para qual maternidade você deverá se encaminhar na hora certa. Busque informações, saiba o melhor caminho para chegar lá e, se possível, agende uma visita, principalmente se você puder escolher entre mais de um hospital. Procure também deixar todos os exames do pré-natal organizados em uma pasta acessível.

> **Você sabia que...**
>
> ... o cabelo da gestante pode de repente ficar mais volumoso ou sedoso? E que seus pelos podem ficar mais escuros e grossos, inclusive aparecendo onde antes não cresciam? Isso acontece por causa

> do aumento dos hormônios sexuais androgênios, que passam a circular pelo sangue durante a gestação, voltando à normalidade semanas depois do parto.

Terceiro trimestre (27ª à 40ª semana)

O terceiro trimestre para o bebê

Aos seis meses de gestação, se ocorrer um parto prematuro, o bebê tem chances de sobreviver fora do útero se for encaminhado para uma unidade de terapia neonatal intensiva. Essa probabilidade tem a ver com o fato de ele estar praticamente formado, com exceção do pulmão, que pode amadurecer com auxílio de respiradores artificiais. Os médicos, porém, sempre vão tentar evitar que isso seja necessário.

É claro que ninguém deseja um parto prematuro, mas é sempre bom saber que os meses do terceiro e último trimestre de gestação são mais para que ele se torne redondinho e fique com a pele esticada e sem a aparência enrugada, justamente em função da gordura que ele vai agora adquirir. Essa gordura também vai ajudá-lo a controlar sua temperatura corporal.

Além de ganhar peso e crescer, nos últimos meses que antecedem o parto, o bebê acaba desenvolvendo mais seus sentidos: ele se torna sensível à luz, aos ruídos, ao gosto e aos odores. Nessa fase ele é capaz de reconhecer a voz da mãe e de ouvir música – e gostar, chegando a se movimentar no ritmo dela. Tudo isso é decorrente do amadurecimento do seu sistema nervoso central e da ativação das ligações dos neurônios do cérebro, as chamadas sinapses, que já controlam várias funções e se preparam para ser o motor do seu desenvolvimento intelectual.

Gravidez e parto – O início de uma nova vida

No terceiro trimestre o bebê também se mantém mais agitado do que nunca e se move muito à procura de uma posição mais cômoda, já que ele praticamente não cabe mais na barriga, permanecendo com as pernas dobradas. É por essa razão que ele gira muito e fica ora com a cabeça voltada para cima, ora com a cabeça encaixada na pélvis, sendo esta a posição certa para o parto normal.

É interessante notar que, ao estar pronto para nascer, nem todo o esqueleto do bebê é de osso consolidado – na verdade, ele tem trezentos ossos, enquanto um adulto tem 206. Entre os ossos que ainda vão se solidificar estão cinco partes do crânio, as chamadas fontanelas, que se mantêm abertas, principalmente na parte superior frontal. Seu objetivo é facilitar a passagem da cabeça do bebê pela pélvis e vagina da mãe durante o parto normal, o que explica por que alguns recém-nascidos nascem com cabeças alongadas, que depois se corrigem. Essa também é a explicação para a chamada moleira no alto da testa, que acaba desaparecendo. A flexibilidade que os faz colocar os pés na boca também tem a ver com esse número menor de ossos solidificados.

Quando completa a 37ª semana, o bebê já está pronto para nascer, embora ideal é que a gestação chegue à 40ª semana. Nessa fase, em condições normais, os batimentos cardíacos do bebê ficam entre 110 e 150 pulsações por minuto, ele deve medir cerca de 50 centímetros e pesar aproximadamente 3,25 gramas.

> **Você sabia que...**
>
> ... enquanto permanece protegido pelo saco amniótico o bebê recebe oxigênio pelo cordão umbilical e pela placenta, mas seus pulmões, ainda em processo de formação, são exercitados cada vez que ele inala o líquido amniótico? Para isso, abre as narinas e o envia aos alvéolos pulmonares, onde é produzido o surfactante, a subs-

> tância que assegura a elasticidade necessária à função respiratória, para em seguida expelir tudo. Depois do nascimento do bebê, o oxigênio ocupará esses espaços.

O terceiro trimestre para a gestante

Os três últimos meses de gravidez são bastante incômodos, porque muitos dos sintomas já conhecidos acabam se intensificando ou voltando. Inchaços, varizes, dificuldades para dormir, azia, dores nas costas, cansaço excessivo, vontade de urinar a toda hora são alguns deles. Outros incômodos que talvez não tenham se manifestado antes são as cãibras e o surgimento de hemorroidas, assim como o desconforto abdominal. As cãibras normalmente são causadas por falta de cálcio e potássio; já os demais sintomas resultam da compressão de certos órgãos pelo bebê, que está cada vez maior, dificultando inclusive a circulação sanguínea.

O estômago da mulher fica cada vez mais comprimido pelo útero, o que faz com que ela não queira se alimentar direito, inclusive porque refluxos do suco gástrico causam azia e se tornam recorrentes. Desse círculo vicioso pode resultar a falta de vitaminas e de sais minerais, insuficiência essa que, por sua vez, desencadeia outros problemas. Comer bem, em pouca quantidade e várias vezes ao dia, pode ser uma solução. Continua sendo recomendável evitar frituras, temperos fortes e bebidas com gás, e nunca deitar-se logo depois de comer.

Uma das novidades dessa fase final acontece com os seios, que crescem visivelmente e chegam a expelir uma secreção de cor amarelada, que ainda não é o leite materno, mas o chamado colostro. É com o colostro que se alimenta o bebê recém-nascido, pois se trata de uma substância rica em anticorpos, o que é fundamental para as defesas do bebê.

A essa altura da gestação, a gestante já deve saber em qual maternidade realizará o parto e conhecer o melhor trajeto para lá, ter seus documentos todos organizados e à mão, assim como uma mala preparada para os dias em que ficará no hospital. A família deve estar de sobreaviso. Pode ser difícil conter o nervosismo e a ansiedade nessas horas, mas é importante permanecer tranquila. Curiosamente, boa parte das grávidas costuma antecipar a saudade que sentirá do bebê se mexendo em sua barriga, como se quisesse adiar seu nascimento. Se você for uma delas, saiba que, apesar de ser um sentimento contraditório em relação ao desejo de ver seu bebê nascer, ele é bem normal.

A importância do pré-natal

Uma vez confirmada a gravidez, é hora de se preparar para os meses que virão. Por isso, assim que você tiver a certeza de que está gerando uma nova vida, seu primeiro passo deve ser marcar uma consulta com um obstetra, que deverá ser visitado todo mês.

> **Você sabia que...**
>
> ... o obstetra é o médico especializado em acompanhar o desenvolvimento do feto? Ele também é responsável por acompanhar a saúde da mulher durante a gravidez. Para ser obstetra, é preciso fazer especialização e residência na área de ginecologia e obstetrícia, e muitos ginecologistas a possuem, estando aptos a acompanhar a mulher por todas as etapas da gestação e do pós-parto.

A saúde da mulher – Dr. José Bento

Essas consultas periódicas, chamadas de pré-natal, têm o objetivo de observar se tudo está ocorrendo bem com mãe e filho. Por isso, nelas a gestante é pesada, tem seus batimentos cardíacos auscultados, é submetida a exames ambulatoriais, além de obter a solicitação médica para realizar outros exames em laboratórios. Todo o processo do acompanhamento médico e laboratorial do pré-natal, além do fornecimento de certos medicamentos, é um direito garantido à mulher brasileira, por isso é oferecido pela rede do Sistema Único de Saúde, o SUS, em todo o país.

O pré-natal é importante porque uma série de problemas pode ocorrer ao longo dos nove meses de gestação. Alguns deles são facilmente solucionados com alimentação correta, repouso, higiene íntima mais apurada e medicamentos específicos, enquanto outros podem exigir repouso absoluto da mãe, acompanhamento intensivo do médico e até intervenções cirúrgicas tanto na gestante como no bebê em formação. Além disso, o pré-natal também serve para criar um vínculo de confiança entre gestantes e médico.

Entre os problemas mais fáceis de serem amenizados estão, como vimos, enjoos e vômitos, azia e refluxos, inchaços, anemia, prisão de ventre, surgimento de manchas na pele, corrimentos, varizes e hemorroidas, para citar os mais comuns, desde que não façam parte de quadros mais sérios.

Exames rotineiros de sangue e de urina são solicitados pelos médicos a cada trimestre da gravidez, para acompanhar principalmente as taxas de açúcar (glicemia) e o percentual de plaquetas e de glóbulos brancos e vermelhos, além de monitorar a ocorrência de eventuais infecções e outros problemas. Exames mais específicos dependem sempre da idade da gestante, do seu histórico médico e familiar, da sua exposição a riscos e do resultado dos testes rotineiros.

Alguns exames mais específicos podem ser solicitados pelo médico durante o pré-natal se houver suspeitas de doenças e má-

Gravidez e parto – O início de uma nova vida

-formação do feto, de origem genética, e também se existir a suspeita de exposição a situações de risco que comprometam a gravidez – como no caso de a gestante ser portadora de DSTs, apresentar problemas de saúde, viver em condições de moradia insalubres ou tiver tido contato com pessoas e animais doentes etc. Dois exemplos de exames específicos são a cordocentese, que consiste na coleta de sangue do cordão umbilical, após a 20ª semana de gestação, para diagnosticar eventuais infecções e anemias, e o doppler de velocimetria, indicado para gestantes hipertensas, que é realizado entre a 32ª e a 35ª semana e serve para avaliar o fluxo sanguíneo da placenta e do organismo do bebê em formação. Eles são oferecidos pelo SUS a partir da requisição de médicos credenciados pela rede pública, com a indicação de gestante de alto risco.

Assim que a gestação entrar no terceiro trimestre, o ideal é que as consultas do pré-natal se tornem frequentes, quinzenalmente no penúltimo mês e até uma vez por semana no último mês. O objetivo é ter certeza de que tudo está correndo bem com a mãe e o bebê nessa reta final, estimar uma data provável para o nascimento e, principalmente, observar se o bebê está se posicionando corretamente para o parto normal, com a cabeça encaixada na pélvis da mãe. Caso contrário, já se começa a avaliar a possibilidade de se recorrer a uma cesariana

Nas consultas do terceiro trimestre, o médico continua a observar o peso, os batimentos cardíacos e as taxas de pressão arterial da gestante e solicitar exames de glicemia, urina e hemograma completo, que são considerados de rotina. Exames mais específicos serão solicitados apenas se houver alguma suspeita por parte do médico e de acordo com o histórico pessoal e a evolução da gravidez em si.

Vejamos a seguir quais são os exames mais comumente realizados.

Hemograma

É o exame que avalia as taxas dos compostos do sangue, como os glóbulos vermelhos, os glóbulos brancos e as plaquetas. Serve para indicar se a gestante tem anemia (a partir da análise da quantidade de glóbulos vermelhos), se apresenta boa defesa contra infecções (a partir da análise da quantidade de glóbulos brancos) e como está a coagulação do sangue (a partir da análise da quantidade de plaquetas). Em condições normais, é repetido três vezes ao longo da gestação, uma vez por trimestre.

Glicemia e curva glicêmica

O exame de glicemia serve para identificar a taxa de açúcar presente no sangue. Se estiver elevada (acima do padrão de 99 miligrama por decilitro), pode ser indício de um quadro de diabetes gestacional. O exame é feito em jejum de oito horas, já que, sem a ingestão de alimentos, a glicemia não sobe tanto. Já o exame chamado de curva glicêmica é feito com a comparação do resultado de quatro coletas de sangue. A primeira coleta é feita em jejum e, depois dela, a paciente ingere um líquido açucarado. As demais coletas são feitas com intervalos de uma hora entre elas. O objetivo é analisar o comportamento do organismo após o alto consumo de açúcar. As taxas das quatro coletas devem apresentar o seguinte resultado: abaixo de 95 miligrama por decilitro na primeira coleta, abaixo de 180 na segunda, abaixo de 155 na terceira e abaixo de 140 na última. Se os resultados divergirem desse padrão, o indício de diabetes é alto e deverá ser avaliado pelo médico.

Gravidez e parto – O início de uma nova vida

Sistema ABO e fator Rh

Solicitado geralmente na primeira consulta do pré-natal, este exame identifica o tipo sanguíneo e o fator Rh da gestante.

Essa é uma informação imprescindível para o caso de uma eventual transfusão, já que transfusões exigem compatibilidade entre tipos e fator sanguíneos, por isso é importante saber que para se submeter a elas é imprescindível existir compatibilidade sanguínea entre receptor e doador – informação essa que salva a vida principalmente dos receptores, que podem sofrer uma rejeição.

> **Você sabia que...**
>
> ... há um tipo sanguíneo que recebe a denominação "receptor universal" e outro que é chamado "doador universal"? O receptor universal é o sangue do tipo AB com Rh positivo, pois seu portador pode receber sangue de todos os tipos e fatores sem o risco de rejeição. Na outra ponta está o sangue do tipo O com Rh negativo, que pode ser doado a qualquer pessoa, também sem risco de reações. O único problema é que o portador desse tipo sanguíneo só pode receber sangue igual ao dele, daí ser considerado um tipo mais raro, sempre necessário aos estoques dos bancos de sangue.

Mas, durante uma gravidez, saber o tipo sanguíneo da mãe é ainda mais importante.

Grávidas que têm sangue Rh negativo devem ficar atentas quando estiverem gerando um bebê com fator Rh positivo. Isso porque há o risco de ocorrer a chamada eristoblastose fetal, que se resume a um ataque dos anticorpos da mãe contra o filho em gestação, identificado pelo corpo materno como uma ameaça, por causa da incompatibilidade sanguínea.

A saúde da mulher – Dr. José Bento

O problema acontece geralmente em uma segunda gestação, depois que, durante o parto, o sangue de um primeiro bebê Rh positivo tiver entrado na corrente sanguínea da mãe Rh negativo. Essa troca de sangue faz com que o organismo da mãe crie anticorpos para o Rh positivo, os quais poderão atacar o bebê de uma segunda gestação. Normalmente não existe troca de sangue entre mãe e filho durante a gestação, mas esse é um risco que também não se pode ignorar.

É por essa razão que o médico do pré-natal deve acompanhar com especial atenção as gestantes portadoras de Rh negativo mesmo na primeira gestação e solicitar, por volta da 20ª semana, um exame específico de sangue para identificar o fator Rh no feto.

A boa notícia é que uma "vacina" de imunoglobulina ministrada na gestante evita que o problema ameace o bebê em formação. Ela deve ser administrada em duas doses: a primeira na 28ª semana de gestação e a segunda até 72 horas depois do parto, o que garante proteção também para novas gestações.

Urina

Em condições normais, três exames de urina serão solicitados pelo médico durante o pré-natal. A urina pode ser coletada em casa, geralmente pela manhã, e levada ao laboratório na sequência. Seu objetivo é identificar a existência de eventual infecção urinária, mesmo que a gestante não apresente sintomas. Esse tipo de infecção precisa ser monitorado porque, se confirmado, representa o risco de se espalhar para os rins e, a partir dele, para o corpo inteiro, desencadeando complicações, principalmente para a mãe. Existe uma tabela-padrão para os resultados normais dos elementos presentes na urina: se o médico observar alterações significativas em relação a esses dados de referência, ele prescreverá medicamentos específicos, sempre levando em conta o estado de saúde e o histórico médico da mãe.

Fezes

Solicitado no início do pré-natal, serve para identificar se a gestante apresenta verminose, o que pode ser prejudicial, principalmente se ela estiver com anemia. Se a gestante viver em moradia com condições de saneamento inadequadas, o médico pode vir a solicitar que ela repita o exame nos demais trimestres, por causa do risco de nova contaminação. Uma rigorosa avaliação precisa ser feita pelo médico antes de prescrever medicamentos para casos graves de verminose, porque podem interferir na saúde do bebê. A coleta das fezes para o exame pode ser feita em casa e entregue no laboratório.

Ultrassonografia

Também chamado de ecografia, esse exame se utiliza de ondas de som que ecoam em contato com a área examinada e são transformadas em imagem pelo computador. Dessa maneira, quando o aparelho é colocado no ventre da gestante, é possível, além de ouvir os batimentos cardíacos do feto, identificar como está o bebê em formação, o útero, a placenta e os demais órgãos da mãe. Embora não seja obrigatório no início da gravidez, ajuda a determinar a idade gestacional, verificar se não está ocorrendo gravidez ectópica (fora do útero) e determinar quantos bebês estão sendo formados. Serve ainda, nos outros trimestres, para acompanhar a evolução da gestação, confirmar se a formação do bebê está indo bem e se ele está na posição certa para o parto. Após a 16ª semana, esse exame também possibilita a descoberta do sexo do bebê, desde que ele esteja em uma posição que facilite a visualização dos órgãos genitais. A ultrassonografia é considerada não invasiva, pois não emite raios. Recomenda-se a realização de três ultrassonografias durante a gestação: na 12ª semana, na 22ª e na 28ª, quando é feita uma avaliação do coração do bebê. Em caso de alguma suspeita, o médico pode solicitar um número maior de exames e até ultrassonografias em 3D ou 4D.

Ultrassonografia em 3D e 4D

Ao permitir imagens em profundidade, a ultrassonografia em 3D ajuda a ter uma ideia mais realista do bebê em formação, em especial de seu rostinho, por isso cópias fotográficas desse exame fazem a festa de muitas mães e pais. É a tecnologia ajudando a aumentar o vínculo com os filhos antes mesmo do nascimento. Já a ultrassonografia em 4D é a de 3D em movimento, quando é possível observar em tempo real as caretas, sorrisos e toda a gesticulação do bebê. Para os médicos, esses exames ajudam a ter dimensão de toda a formação e crescimento em curso.

Sorologia para HIV (aids) e VDRL (sífilis)

Ambos os exames são feitos por meio da coleta de sangue. São solicitados quando a gestante suspeita de contaminação ou quando se expôs a situações de risco. Tanto a aids como a sífilis podem levar à gravidez de risco e exigem acompanhamento dos médicos.

Sorologia para hepatite B e C

São exames feitos por meio da coleta e análise de sangue, em que se pesquisa uma eventual contaminação da gestante.

Reação para rubéola e toxoplasmose

Uma vez que ambas as doenças são prejudiciais para os bebês em formação, é preciso investigar se houve contaminação da gestante. O exame busca a presença de anticorpos no sangue, sinal de que ocorreu contágio.

Translucência nucal ou ultrassonografia morfológica

Exame feito entre a 11ª e a 13ª semana, para identificar eventuais alterações de origem genética e na anatomia do bebê em formação. Ajuda a diagnosticar a síndrome de Down.

Cardiotocografia

Parecido com o eletrocardiograma, analisa batimentos cardíacos do feto e sua movimentação, e a contração uterina, podendo identificar se há insuficiência de oxigenação cerebral. Muitas vezes, esse problema acontece porque o cordão umbilical se enrolou no pescoço do feto – o que este exame pode detectar.

Amnioscopia

Realizado já no final da gestação, esse exame analisa o líquido amniótico através do colo uterino, que precisa estar dilatado. De acordo com a coloração do líquido, é possível estimar o bem-estar do bebê. Se o líquido estiver límpido e claro, indica que o bebê ainda não está pronto para nascer. Ele estará pronto quando a cor do líquido estiver parecida com a da água de coco. Líquido amniótico amarelado ou esverdeado (que indica que houve evacuação no líquido) são sinal de sofrimento fetal, o que significa que o bebê precisa nascer logo.

Cultura da secreção vaginal

Indicado para as semanas que antecedem o parto, seu objetivo é investigar se há a presença de bactéria estreptococos do grupo beta-hemolítico no canal do parto, que pode contaminar o bebê durante o nascimento. Antibióticos durante o trabalho de parto resolvem o problema.

Problemas que surgem na gravidez

Todos os exames que acabei de citar servem para acompanhar de perto a saúde da gestante e evitar e identificar diversos problemas que podem prejudicar a gravidez. A seguir, falarei um pouco mais sobre algumas dessas doenças.

Rubéola

Embora seja inofensiva para adultos (homens e mulheres) em condições normais, a rubéola é potencialmente perigosa para as grávidas, sobretudo se a contaminação ocorrer nos três primeiros meses de gestação. Neste caso a doença é chamada de rubéola congênita e pode causar deficiência mental ou de crescimento no bebê, além de surdez, catarata e má-formação cardíaca.

Transmitida pelo togavírus, trata-se de uma doença contagiosa. Por isso, é importante que a gestante evite o contato com pessoas doentes ou com suspeita da doença. O contágio se dá pelas vias respiratórias, mediante aspiração de secreções e saliva contaminadas. A prevenção se dá pela vacina tríplice viral, que geralmente é tomada aos 15 meses de idade.

Toxoplasmose

Esta é outra doença que ataca ambos os sexos, mas é especialmente perigosa para as grávidas se contraída no início da gestação. Nessas condições, ela pode provocar aborto ou a morte do bebê logo depois do nascimento – daí os cuidados que as grávidas devem ter, evitando limpar recintos dos gatos.

A doença é causada pelo protozoário toxoplasma gondii, que pode estar presente em fezes de gatos e também em alimentos contaminados. As grávidas devem se prevenir evitando ter contato direto com fezes de gatos ou praticar jardinagem em terrenos por onde eles circulam, lavando bem frutas e legumes e não ingerindo carne malpassada. O tratamento é feito com os medicamentos sulfadiazina e pirimetamina, que não matam o protozoário, mas o mantém sob controle.

Gravidez ectópica

Ocorre quando o embrião se desenvolve fora do útero, geralmente em uma das trompas de Falópio. Entre os sintomas, estão sangramentos e dores. É necessária intervenção cirúrgica urgente para a retirada do embrião ou feto, que não tem condições de se desenvolver e, se crescer, pode romper a trompa de Falópio e outros órgãos próximos, causando hemorragia e colocando a vida da mulher em risco.

Aborto espontâneo

Abortos espontâneos ocorrem quando o feto naturalmente se descola do útero, se esvai pelo colo do útero e é eliminado pela vagina, juntamente com a placenta. São mais comuns até os três meses de gestação e geralmente ocorrem quando há problemas de má-formação do bebê.

Caso ocorra o aborto espontâneo, a mulher deve ficar em repouso, não ter relações sexuais por quinze dias e tomar medicamentos para aliviar a dor.

Para diminuir o risco de abortos, é importante cuidar da saúde e ingerir vitaminas sempre, antes mesmo da concepção.

> **Você sabia que...**
>
> ... pode acontecer de uma mulher abortar sem nem ter percebido que estava grávida? Isso acontece se o aborto ocorrer nos primeiros momentos da gravidez, que pode ser confundido com um atraso menstrual seguido de menstruação intensa.

Descolamento da placenta

O problema acontece geralmente a partir da 20ª semana de gestação e tem a ver com determinadas condições da gestante: se ela for hipertensa, dependente química, fumante ou tiver histórico genético de descolamentos, corre mais riscos.

Caracteriza-se pelo sangramento vaginal e por dor abdominal intensa, causados justamente pela separação da placenta da parede interna do útero. A gestante deve ser medicada e permanecer em repouso. Há casos em que o descolamento provoca sofrimento no bebê, devendo-se avaliar se ele corre ou não risco de morte.

Diabetes gestacional

Ocorre quando os hormônios da gravidez dificultam a ação da insulina, o hormônio que permite que a glicose presente nos alimentos entre nas células para nutri-las, fornecendo energia (açúcar) ao corpo. O resultado é um excesso de glicose circulando pelo sangue, já que ela não consegue entrar nas células. Do sangue, a glicose passa pela placenta e chega ao bebê em formação, que acaba engordando mais do que o normal.

O tratamento é feito por meio de dieta especial, com baixa ingestão de alimentos que se transformam rapidamente em glicose, como doces e carboidratos. Também são recomendados exercícios para a gestante. Injeções de insulina são recomendadas, sob supervisão médica, se as medidas anteriores não controlarem a situação.

Correm risco de desenvolver diabetes gestacional as mulheres com histórico familiar de diabetes, idade superior a 35 anos, excesso de peso na gravidez, entre outros fatores. A gestante deve ser acompanhada de perto pelo médico do pré-natal, e há grande risco de ela desenvolver diabetes tipo 2 depois do fim da gravidez.

A gravidez de gêmeos

Só a ultrassonografia realizada ainda no primeiro trimestre pode revelar a gravidez de gêmeos, o que é confirmado por volta da 6ª semana. Porém, alguns indícios sinalizam a possibilidade da gravidez múltipla: estar com a barriga grande demais para o tempo de gravidez, ter engordado muito e apresentar enjoos e vômitos muito intensos. Há de se considerar também a ocorrência de gêmeos na família e se a gravidez foi resultado de um tratamento para fertilização.

A notícia da gravidez de gêmeos costuma deixar qualquer gestante ainda mais ansiosa do que o normal – e não só porque significará mais responsabilidades no futuro, mas também pelo receio maior de que a gestação apresente problemas. A preocupação, na verdade, não é infundada, pois até pouco tempo atrás era mais comum que apenas um dos bebês sobrevivesse, principalmente em caso de gravidez de mais de dois bebês. Além disso, muitas grávidas nessas condições apresentam pré-eclâmpsia, uma complicação que exige socorro médico e se caracteriza pela pressão arterial elevada, excesso de proteína na urina e a presença de edemas.

Por esses motivos, há a necessidade de acompanhamento de perto da gravidez múltipla, com maior frequência de consultas e exames durante o pré-natal.

O que com certeza ocorre na gravidez de gêmeos é um cansaço maior, pois todos os incômodos normais na gravidez de um só bebê devem ser multiplicados: a gestante engorda mais, a barriga cresce mais, fica mais pesada etc.

Por ser considerada uma gravidez de risco, ela também exige mais repouso. Para as mulheres que trabalham, é recomendado tirar a licença-maternidade algumas semanas antes do parto. Isso porque também há uma grande chance de que ocorra parto prematuro, ou seja, antes da 37ª semana. Novamente, a recomendação para dimi-

Gravidez e parto – O início de uma nova vida

nuir eventuais riscos e ter uma gravidez mais tranquila é realizar todos os exames do pré-natal e seguir à risca os conselhos médicos.

Você sabia que...

... os gêmeos podem ser univitelinos ou bivitelinos? No primeiro caso, os bebês serão gêmeos idênticos, pois se formam a partir das divisões de um único óvulo, fecundado por apenas um espermatozoide. Já no caso de gêmeos bivitelinos, ou não idênticos, o que ocorre é que o ovário da mulher liberou não apenas um, mas dois óvulos, que acabaram sendo fecundados por dois espermatozoides diferentes.

Sexo na gravidez

O ser humano é um dos poucos mamíferos que mantém relações sexuais durante a gestação. Isso acontece porque, para o homem e a mulher, o sexo não tem apenas o objetivo da procriação. Como já observei antes, o sexo é um ato de amor, que aproxima as pessoas. É por essa razão que transar durante a gestação é uma maneira especial de o casal se manter unido e fortalecer o vínculo antes da chegada do bebê.

Não há risco para o bebê durante as relações sexuais porque o pênis não chega até ele durante a penetração. Só é preciso encontrar a melhor posição, porque com a barriga saliente, é difícil manter certas posições sexuais. E tomar os cuidados de sempre contra as DSTs.

Recomenda-se, apenas, mais cuidado nas últimas duas semanas antes da data prevista para o nascimento do bebê porque o sêmen contém substâncias que provocam contrações uterinas.

Preparativos para o parto e o pós-parto

Os sinais de que está chegando a hora de o bebê nascer podem ser sentidos a qualquer momento a partir da 37ª semana. Eles podem variar de intensidade e até não serem tão evidentes, mas geralmente não deixam dúvidas de que o parto se aproxima.

Quando o útero começar a se preparar para o trabalho de parto, é possível notar que a barriga endurece por alguns instantes. Surgem secreções vaginais que acabam manchando a roupa íntima, sinal de que está se desfazendo o tampão localizado no colo do útero e que servia para isolar a vagina do útero, onde o bebê permanecia protegido do contato externo. Há também o rompimento do saco amniótico, que até esse momento envolvia o bebê, o que faz o líquido amniótico escoar pela vagina, dando a impressão de que você está urinando sem controle.

Na sequência, a mulher sente cólicas regulares, que, na verdade, já são as contrações que começam empurrar o bebê para que ele atravesse a vagina durante o parto. Aos poucos, as cólicas vão se tornando mais intensas e frequentes. Quando as contrações estiverem ocorrendo a cada dez minutos, é porque a mulher está em trabalho de parto.

Ao sentir alguns desses sintomas – ou todos eles –, é hora de se dirigir para a maternidade, avisando as pessoas mais próximas e o obstetra. Ele já estará de sobreaviso, em função das inúmeras consultas do pré-natal.

A essa altura, a gestante já deve ter conversado com seu médico sobre o tipo de parto que será realizado, para que ela se prepare, e até mesmo para permitir que seu médico e equipe também fiquem prontos para essa hora tão emocionante e sempre especial.

Cada parto é único, ou seja, por mais que o médico tenha experiência e preveja as mais variadas situações, as reações da mãe e do bebê podem surpreender tanto positiva como negativamente. Minha

Gravidez e parto – O início de uma nova vida

intenção ao fazer essa colocação não é preocupar ninguém, mas chamar a atenção para a delicadeza e seriedade do momento. A escolha do tipo de parto deve conciliar a vontade da mãe com as necessidades médicas da gestação. A seguir, falarei sobre os tipos de parto mais realizados, para que a gestante possa chegar a uma decisão em consenso com o médico. Apenas o parto normal e a cesariana estão disponíveis pela rede pública de saúde mantida pelo SUS.

Os diferentes tipos de parto

O parto normal, também conhecido como parto vaginal, começa com a gestante sentindo as cólicas das contrações, sinal de que está ocorrendo a dilatação do colo do útero e da vagina, para a passagem do bebê, que nasce naturalmente no tempo certo. Nesse tipo de parto, a bolsa pode ser induzida a se romper e a mãe recebe soro para ter uma via de acesso de medicamentos. Não é necessária a lavagem intestinal. São utilizadas anestesias, como a peridural e a raquidiana, que aliviam as dores. O trabalho todo pode ser rápido ou durar horas, e a mãe acompanha tudo acordada. Quando o bebê nasce, passa por uma série de avaliações e nem sempre vai com a mãe para o quarto, permanecendo em observação.

A diferença entre o parto natural e o parto normal é que no natural não há utilização de anestesias ou de qualquer outra intervenção. O parto dessa maneira transcorre normalmente, em seu ritmo, com médicos e equipe treinada apenas auxiliando e assistindo a mãe.

Nesses tipos de parto pode ser utilizado o fórceps, um instrumento que prende as extremidades da cabeça do bebê para que o médico possa puxá-lo para fora. Embora esse recurso diminua o esforço da mãe e facilite a saída do bebê pela vagina, hoje ele é usado apenas como último recurso porque pode causar traumas ao recém-nascido.

A cesariana, por sua vez, é o parto que se realiza por meio de corte feito na barriga da mãe. É recomendado para situações específicas, como quando não ocorre a dilatação, para quando o bebê não está na posição correta, quando ele é muito grande em relação à pélvis da mãe, quando a mãe é portadora de DSTs que podem contaminar o recém-nascido e também quando ela é diabética. Como se trata de um procedimento cirúrgico, são ministradas anestesias, por isso é um parto sem dor. Para chegar até o bebê, o cirurgião faz um corte de 10 centímetros, em sete camadas de tecidos, logo acima dos pelos púbicos. Depois de retirar o bebê e a placenta, o corte é fechado com pontos. A cesariana implica muito mais riscos para a mãe e também para o bebê, que pode demorar mais para começar a respirar.

Há, ainda, outros tipos de parto, que buscam mais humanização. É o caso do parto Leboyer, criado pelo médico francês Frédérick Leboyer, que acabou sendo introduzido no Brasil nos anos 1970. O objetivo é não traumatizar o bebê em sua primeira experiência fora do útero. Por isso, ele transcorre em um ambiente silencioso e com pouca luz, permitindo ao bebê ficar próximo da mãe, inclusive ao ser banhado.

Outro estilo de parto humanizado que também surgiu na França é o parto na água, que se utiliza de banheiras especiais para que a mãe tenha seu filho imersa em água morna, à temperatura de 37 °C. Estudos revelaram que essa imersão também ajuda no alívio das dores, pois diminui a pressão arterial e provoca relaxamento muscular. A água promove maior dilatação do colo do útero e dá mais flexibilidade ao períneo. Não é um parto muito utilizado no Brasil e tampouco é recomendado para prematuros, portadoras de diabetes e de DSTs. Nessa linha também estão o parto de cócoras, parecido com o parto natural, mas que acaba sendo mais rápido e cômodo, e o parto sem dor, que se baseia em uma série de exercícios prévios de respiração e relaxamento para ajudar a gestante.

> **Você sabia que...**
>
> ... a cesariana representa mais de 40% dos partos realizados no Brasil? Essa taxa é muito acima do que recomenda a Organização Mundial da Saúde, que defende uma taxa de apenas 15% de cesáreas. Uma das razões está na comodidade de se ter uma data certa para o nascimento, mas campanhas de esclarecimento estão sendo feitas para reverter essa tendência.

Possíveis complicações do parto

A placenta deve sair do corpo da mãe de cinco minutos a uma hora depois do parto. Passado esse período, é preciso estimular a sua expulsão, muitas vezes ministrando-se medicamentos específicos à mãe. Se houver qualquer sinal de que a placenta está retida, a mulher deve ser tratada em hospitais, jamais em casa e sem orientação médica adequada, sob risco de piora de seu estado. Se toda a placenta não sai do interior da mãe com o parto, pedaços que ali ficarem podem causar hemorragias ou infecções.

Outra complicação pode acontecer durante partos com bebês muito grandes. A passagem do bebê pode causar pequenos traumas na ligação entre a vagina e a bexiga, ou entre o reto e a vagina. São as chamadas fístulas, que provocam a comunicação entre esses órgãos; assim, há perda de urina ou fezes pela vagina, gerando infecções graves. É preciso que um médico avalie a situação para providenciar o fechamento dessas passagens.

O pós-parto

Se você pretende se submeter a um parto normal, natural, de cócoras ou Leboyer, com certeza se sentirá muito melhor no pós-parto do que quem faz uma cesariana. Nas primeiras situações, a recuperação é sempre mais rápida e sem dores, ainda que logo depois do nascimento você venha a sentir cansaço, frio e sede, em parte por causa dos esforços das contrações e da perda de líquido. Já a recuperação da cesárea é mais lenta e um pouco mais dolorida.

Qualquer que venha a ser sua experiência de parto, mais ou menos dolorida, importante é saber que tudo passa. Até mesmo seu corpo, que se modificou tanto na gravidez, com o tempo voltará à antiga forma, principalmente se você cuidar da sua alimentação e praticar exercícios. Só procure não pular etapas nem se deixar levar pela ansiedade, porque há um tempo para tudo, até para a volta da libido e das relações sexuais, que ocorrerão naturalmente. Para a prática do sexo, aliás, recomendam-se quarenta dias de abstinência, para que a mulher se recupere.

Com o passar dos dias, os incômodos da gravidez ficarão para trás, assim como as dores do parto: tudo será esquecido em função da chegada de quem a partir de agora precisa mais dos seus cuidados e tende a concentrar todas as suas atenções por um bom tempo. E uma das primeiras preocupações das mães – e também dos médicos que as acompanham no pós-parto – é com a amamentação do bebê, pois as reservas com que ele nasce duram pouco e ele vai precisar de vitaminas, energia e defesas que só o leite materno pode transmitir.

Depressão pós-parto

A circulação dos hormônios ocitocina e progesterona no sangue logo depois do parto e dos preparativos para o aleitamento pode causar desequilíbrios hormonais. Como consequência disso, e também das fortes emoções desse momento, algumas mães podem desenvolver um estado de depressão, com aversão ao próprio filho.

Esse estado de ânimo faz a mulher ser tomada por pensamentos negativos e depreciativos, não querendo, inclusive, amamentar o filho. A família deve ficar atenta ao comportamento da mãe na primeira semana depois do parto, quando o desequilíbrio hormonal é bem maior. Se não houver melhora em alguns dias, o médico começa a suspeitar de depressão pós-parto, que precisa ser tratada, sob risco de piorar.

O tratamento se dá com administração de antidepressivos. Alguns casos precisam de atendimento especializado.

A amamentação

A Organização Mundial de Saúde (OMS) orienta que os bebês devem ser alimentados exclusivamente com o leite materno até os seis meses de idade. Só depois desse período é que eles devem começar a receber, aos poucos, outros alimentos, incluindo o leite industrializado, mas sempre recebendo paralelamente o aleitamento materno até os 2 anos.

E por que amamentar seu filho é importante? Porque além de ser um ato de amor, que aproxima e constrói a primeira relação fora do útero entre a mãe e o bebê, no leite materno há diversas substâncias que não estão disponíveis em nenhum outro alimento. Entre elas estão anticorpos que protegem os pulmões e o estômago do bebê e atuam como antibióticos naturais, afastando a ocorrência de infecções. Além disso, é um alimento adequado às necessidades de crescimento dos bebês. Sem falar que amamentar tem outra grande vantagem para toda mulher: ajuda a emagrecer, porque o leite se fortalece das gorduras localizadas do corpo.

A ideia de algumas mães de que seu "leite é fraco", como costumam dizer, precisa ser esclarecida. Produtos industrializados jamais terão os componentes que realmente protegem o recém-nascido e o bebê em seus primeiros anos, justamente no período que ele precisa criar suas próprias defesas naturais – isso explica também por que toda embalagem de leite industrializado contém alertas do Ministério da Saúde sobre a importância do aleitamento materno. Se, porventura, a mãe estiver realmente com insuficiência de vitaminas e sais minerais, é possível tomar complexos vitamínicos receitados pelo médico para poder se recompor rapidamente, transmitindo essas substâncias para o bebê através do leite.

Como mencionei antes, o primeiro jorro que sai das mamas da mulher depois do parto é o colostro, que começa a aparecer no final da gravidez. De cor amarelada, ele é um alimento riquíssimo, que não pode ser desperdiçado. Por isso é importante que a mulher não estranhe a cor ou o aspecto dele, e procure oferecer logo o peito a seu filho.

Interessante é saber que, quanto mais o bebê mamar no peito, mais leite o organismo feminino vai produzir. Esse processo é comandado pela glândula hipófise, que aciona a produção dos hormônios prolactina e ocitocina.

Você sabia que...

... os seios são constituídos por glândulas e tecido gorduroso? Dentro da glândula estão os lóbulos e dentro destes estão os alvéolos, que são as partes encarregadas de produzir o leite materno logo depois do parto. O leite atravessará dutos internos até os mamilos, por onde sairá para alimentar o bebê. O ser humano nasce com o instinto da sucção, logo, todo recém-nascido, em suas primeiras horas, já está apto a sugar o leite da mãe. E é esse movimento de sucção que servirá para estimular a produção de mais leite.

Gravidez e parto – O início de uma nova vida

E por falar em mamilos, é quase certo que em algum momento a mulher que está amamentando possa vir a sofrer rachaduras ou feridas nessa região, causadas pelo movimento de sucção dos bebês. Se as feridas piorarem, podem liberar pus e causar infecção, além de muita dor, estágio em que se detecta a ocorrência de mastite.

Tomar um pouco de sol nos mamilos durante a amamentação ajuda a fortalecê-los, evitando o problema. O ideal é tomar sol entre as 8 e 10 horas da manhã e entre 4 e 6 horas da tarde, evitando os horários em que os raios ultravioleta são mais intensos. Massagens com bucha vegetal durante o banho também são indicadas para fortalecer a pele da região. É importante não descuidar da higiene dos mamilos antes e depois das mamadas.

Se a dor for muito intensa, a mãe deve procurar retirar o leite do peito com bombinhas de sucção e oferecê-lo ao bebê em mamadeiras ou em colheres especiais até melhorar, sem parar de amamentar o filho com o leite materno. O médico poderá receitar antibióticos, dependendo da situação.

Outro problema que pode ocorrer é a mulher ter dores nas mamas quando o leite não sair no devido tempo: se o bebê não mamar de três em três horas, principalmente nos primeiros meses, as mamas tendem a ficar muito cheias e pesadas, o que faz com que seja mais difícil o leite acumulado sair naturalmente. É o famoso leite "empedrado". Para evitar esse problema, em geral bem dolorido, recomenda-se retirar o excesso de leite com bombinhas especiais e armazená-lo em geladeira. Também se pode recorrer a massagens e compressas com panos mornos, para facilitar a saída do leite. Todo cuidado com a higienização de recipientes, das bombas e dos seios, sobretudo dos mamilos, é fundamental para evitar infecções.

A alimentação na gravidez e na amamentação

A gravidez e a amamentação são dois momentos distintos, que exigem cuidados diferentes com a alimentação.

No primeiro caso, os médicos e nutricionistas orientam as grávidas a ingerir cerca de 300 calorias a mais por mês, de maneira a engordar de 1 a 1,5 quilo mensalmente, para que ganhem, no máximo, 12 quilos. O problema, porém, é conseguir manter o ganho de peso equilibrado, pois, dependendo do trimestre, os enjoos e os vômitos prejudicam o apetite, enquanto em outros se sente muita fome.

Já na fase de amamentação a mulher costuma sentir muita fome e sede, mais do que na gravidez. O bom é que, mesmo que coma mais do que o normal, a mulher não vai engordar tanto, pois, como já observei, amamentar emagrece.

A partir dessas primeiras observações, já é possível perceber que a alimentação é um tema complexo e que exige muito bom senso tanto na gravidez como na amamentação. Bom senso, em ambos os casos, implica pensar em ingerir as substâncias de que o bebê precisa para se fortalecer, ficar bem nutrido e se sentir bem através da ligação que ele mantém com a mãe – seja via placenta, seja via leite materno.

Em ambas as situações, é importante preferir refeições menos volumosas e feitas com maior frequência; não beliscar alimentos fora de hora; beber muito líquido, mas eliminar bebidas alcoólicas; preferir alimentos saudáveis a frituras, doces e alimentos industrializados; não abusar do sal e de temperos fortes; não dispensar o leite e seus derivados e procurar se alimentar de maneira equilibrada. É fundamental que, ao longo desses dois períodos, você mantenha uma dieta que contenha alimentos de três grupos: construtores, reguladores e energéticos.

Os alimentos construtores, como o nome sugere, são aqueles que fornecem proteínas e os aminoácidos que ajudam a formar os tecidos

Gravidez e parto – O início de uma nova vida

de todo o corpo. São encontrados em carnes, ovos, leguminosas (feijão, ervilha, grão-de-bico, lentilha), leites e derivados.

Os alimentos reguladores são aqueles que contêm vitaminas e sais minerais que ajudam no funcionamento de todo o organismo. São encontrados em frutas, verduras e legumes.

Por fim, os alimentos energéticos são os ricos em gorduras e carboidratos, que agem como combustíveis do corpo. Alguns exemplos são óleos, manteigas, açúcares, cereais, tubérculos e grãos, principalmente os integrais.

A seguir, falarei detalhes específicos sobre os cuidados com a alimentação nessa importante fase da saúde da mulher.

O que comer durante a gravidez

Se a alimentação durante a gravidez não fornecer ao organismo todas as substâncias de que ele precisa nessa fase, será necessário fazer algum tipo de suplementação. É o acontece em caso de deficiência de ácido fólico e ferro – os complementos de ambos podem ser retirados gratuitamente na rede pública de saúde, mediante receituário médico.

O ácido fólico serve para prevenir doenças do tubo neural e do cérebro no bebê, principalmente no primeiro trimestre de gestação. Ele também ajuda a evitar a ocorrência de má-formação cardíaca e de lábio leporino (fenda labial), assim como auxilia na formação dos glóbulos vermelhos e previne a anemia por falta de folato, substância importante para o funcionamento do DNA.

Incluir alimentos ricos em ácido fólico, como vegetais verde-escuros (espinafre, couve e brócolis), e também cereais e frutas cítricas na dieta logo no primeiro trimestre é um jeito de garantir que ele esteja presente nas fases de formação do embrião e do feto. Por outro lado, como ele é tão importante, principalmente para prevenir má-formação do bebê, sempre é bom garantir a dose diária mínima recomendada de 0,4 miligrama, recorrendo a complementos, comumente receitados pelo médico logo no início do pré-natal.

Já o ferro é fundamental durante toda a gravidez porque está diretamente envolvido com a função da hemoglobina, que, dentro dos glóbulos vermelhos do sangue, transporta oxigênio para as células. Uma vez que durante a gravidez o volume de sangue da gestante aumenta em até 50%, quanto mais ferro você consumir nessa fase, melhor.

A insuficiência de ferro pode causar anemia, que, por sua vez, pode ocasionar partos prematuros, fazer com os bebês nasçam com baixo peso ou até levar o feto a óbito, ainda na gestação. A quantidade mínima de ferro recomendada para as grávidas é de 27 miligramas ao dia. Medicamentos são receitados durante o pré-natal para garantir essa quantia, embora também seja importante consumir alimentos ricos nesse nutriente, como carnes vermelhas, aves e peixes, feijão, lentilha e aveia.

Além do ácido fólico e do ferro, também são importantes para o bom encaminhamento da gestação as seguintes substâncias: vitamina C, vitaminas B1, B3 e B6, magnésio, cálcio, vitamina D, vitamina A, proteínas, carboidratos e lipídeos. Todas podem ser obtidas com uma alimentação equilibrada, mas, em casos específicos, podem ser complementadas por meio de complexos polivitamínicos.

Você sabia que...

... prisão de ventre e excesso de gases são dois incômodos da gravidez que podem ser aliviados controlando-se a alimentação? Para evitar que o intestino fique ainda mais preso, é bom não comer banana-maçã, maçã, pães e derivados que contenham farinha branca e refinada, batata e aipim. Já para combater os gases, as gestantes devem passar longe de alimentos como feijão, repolho, couve-flor, batata-doce, pimentão, ervilha e brócolis.

O que comer durante a amamentação

Quando uma mulher está produzindo leite, o organismo dela gasta muitas calorias, o que exige que ela se alimente corretamente para dar conta dessa demanda, oferecendo um aleitamento de qualidade para seu filho. Isso porque tudo o que a mãe comer acaba sendo transmitido ao leite e, por fim, ao bebê.

Estar ciente desse processo natural já é um importante passo para adotar uma dieta saudável, com frutas e verduras, grãos e cereais integrais, além de alimentos que sejam boas fontes de proteínas, cálcio e ferro.

A dica é equilibrar os alimentos construtores, reguladores e energéticos, sobre os quais falamos nas pp. 112-113. Assim, é importante consumir, em pequenas doses, alimentos naturalmente ricos em gorduras, como castanhas, abacate, sementes e alguns peixes e carnes – evitando, porém, frituras, manteiga e gordura vegetal, e também temperos mais fortes.

Outra medida importantíssima durante a amamentação é beber de 2 a 3 litros de água por dia, além de sucos naturais e iogurtes. Café e determinados chás não são recomendados, porque podem deixar o bebê agitado. Bebidas alcoólicas não devem ser ingeridas.

Os cuidados que a mulher deve ter com a alimentação nessa fase têm um motivo: facilitar a digestão do bebê, que tem um sistema digestivo recém-formado, para que ele possa evacuar sem dores e com facilidade. Caso contrário, ele sofrerá muito com as cólicas – e, por tabela, a mãe também, já que nenhuma aguenta ver o próprio filho com dor. Alimentos como chocolate, alho, cebola, feijão, repolho e brócolis (os mesmos que causam gases e prisão de ventre durante a gravidez), devem ser consumidos com moderação. Se houver dúvidas, é sempre interessante consultar nutricionistas, especialidade também oferecida pelo SUS.

Assim como os nutrientes dos alimentos passam para o leite, acontece o mesmo com as drogas dos medicamentos, portanto, é fundamental não se automedicar durante essa fase. Antes de fazer uso de alguma medicação, a mulher deve conversar com seu ginecologista e com o pediatra do filho, médico que, a partir de agora, também deverá ser consultado de tempos em tempos.

Capítulo 4

Menopausa
A grande mudança da maturidade

Quando a mulher tem por volta de 50 anos, mais uma grande transformação natural está programada para acontecer em sua vida. É a menopausa, que chega anunciando o fim do ciclo reprodutivo feminino. Em outras palavras, a menopausa indica que nessa fase se encerra, depois de quase quatro décadas, a menstruação e, consequentemente, já não haverá mais ovulação, nem ciclo menstrual, tampouco períodos férteis e a possibilidade de gravidez.

Existe uma confusão bastante comum no uso dos termos menopausa e climatério. A palavra "menopausa" significa apenas "fim das menstruações". Ela indica tão somente o fato de que a mulher não ovula mais, e só pode ser confirmada depois de um ano sem menstruar.

Antes disso, é normal que a mulher enfrente a alternância de longos períodos sem menstruar e outros menstruando irregularmente. Isso é sinal de que ela já está vivendo o chamado climatério, palavra de origem grega que significa "período de crise ou mudança".

O climatério é, assim, a fase que antecede e sucede a menopausa (continuando por alguns anos depois do fim da menstruação), marcando o período de transição em que o corpo feminino passa da fase reprodutiva para a não reprodutiva, com a diminuição progressiva da produção dos hormônios estrogênio e progesterona. Trata-se de uma fase programada pelo organismo, na qual se registram os vários sintomas que tanto assustam as mulheres. Sua duração é longa, podendo variar de cinco a quinze anos.

No climatério, o número de óvulos nos ovários está chegando ao fim: só restam cerca de 7.000 dos 400.000 que existiam na puberdade. Esses óvulos nem sequer amadurecerão, terminando por serem absorvidos e eliminados pelo organismo. O ovário está, assim, encerrando suas funções e, portanto, também deixando de secretar hormônios.

Os sintomas manifestados durante o climatério não são iguais para todas as mulheres, porque têm a ver com a programação genética de cada uma. Como é uma fase que se estende por anos, antes e depois da menopausa, funciona como um "desligamento" gradual de muitas funções orgânicas até então ativas.

> **Você sabia que...**
>
> ... os efeitos do climatério são mais intensos e chegam antes para as mulheres que fumam? A antecipação é de cerca de dois anos. O motivo está nos componentes do cigarro, que contribuem para a diminuição do estrogênio no sangue.

Na prática, isso significa que uma mulher poderá sentir mais fortemente, por exemplo, os efeitos das ondas de calor, os chamados fogachos, enquanto outras, nem tanto. Algumas perceberão mais os efeitos do ressecamento da pele e das mucosas, incluindo a do aparelho genital, e assim por diante, com todos os demais sintomas.

E são muitas as complicações que podem decorrer da soma das alterações hormonais típicas do climatério com o processo de envelhecimento do próprio organismo e resquícios de hábitos pouco saudáveis e duradouros. A longo prazo, a carência de estrogênio e

Menopausa – A grande mudança da maturidade

de progesterona pode causar problemas para vários sistemas orgânicos, como os ossos, o sistema circulatório, o sistema endócrino e o sistema urinário. Não existe, porém, apenas uma possibilidade: enquanto algumas mulheres só percebem que estão na menopausa porque param de menstruar, outras, por outro lado, chegam a ter sua vida social, profissional e familiar perturbada, necessitando de medicamentos e até do acompanhamento de psicólogos e psiquiatras. A saúde psicológica e emocional também pode ser afetada no climatério, porque a mulher de repente se percebe envelhecendo e perdendo sua função reprodutiva, lidando com aposentadorias, preconceitos e a distância dos filhos e netos, que nessa altura vivem suas próprias vidas, enquanto ainda tem de suportar vários incômodos físicos.

É fundamental, portanto, que toda mulher esteja atenta ao que sente ao longo do climatério, anotando tudo para relatar ao ginecologista, com o objetivo de evitar e se precaver contra eventuais complicações.

Nessa fase da vida, as consultas devem ser mais frequentes, e diversos exames serão solicitados, alguns deles precisando de acompanhamento mais rigoroso, dependendo dos resultados. Também é importante avaliar se é necessário incorporar hábitos saudáveis à rotina, como uma dieta especial para manter colesterol e glicose em taxas saudáveis, a prática de exercícios leves para ativar a circulação e a busca de mais equilíbrio emocional para enfrentar com serenidade não só as grandes mudanças desta fase, mas também os incômodos que ela provoca. A seguir, vamos conhecer alguns deles.

Sintomas do climatério

A grande maioria dos sintomas que surgem no climatério tem a ver com a diminuição progressiva da produção de hormônios, em especial o estrogênio e a progesterona. As queixas são bem variadas e dependem de mulher para mulher.

A seguir estão os sintomas que mais se repetem durante o climatério.

Ondas de calor e suores noturnos (fogachos)

As ondas de calor atingem 70% das mulheres durante o climatério. A sensação é de uma onda de calor que sobe pelo tórax, pescoço, cabeça e rosto, provocando rubor, mal-estar e sensação de opressão, além de transpiração excessiva e palpitações. Não duram mais do que alguns minutos e podem ocorrer a qualquer hora, às vezes repetindo-se com frequência ao longo das 24 horas do dia, mas com maior incidência à noite.

É nesse período também que ocorrem os suores noturnos, às vezes tão intensos que obrigam a mulher a trocar os lençóis e a camisola.

Ao passar por repetidos episódios de fogachos e de suores noturnos, não há como não ter a qualidade do sono prejudicada. Com isso, é esperado que o humor e a disposição de qualquer mulher enfrentando essas situações fiquem alterados, terminando por refletir em sua própria qualidade de vida e provocando vários prejuízos à saúde. Daí a atenção que é preciso dar a esses sintomas.

> **Você sabia que...**
>
> ... alguns lapsos de memória podem ocorrer durante o climatério como resultado de noites maldormidas e cansaço acumulado aliados aos efeitos do envelhecimento? Uma maneira de retardar e combater seus efeitos é exercitar o raciocínio com a prática de jogos como palavras cruzadas, sudoku e jogo da memória.

Entre as causas para o surgimento do fogacho está uma desregulação do "termostato natural" do corpo, provocada pelo desequilíbrio hormonal. Para aliviar as ondas de calor, pode-se recorrer, sem exageros, a dietas ricas em alimentos que contêm fito-hormônios, os chamados hormônios vegetais, presentes, por exemplo, na soja, no inhame e no cará.

Não fumar, evitar bebidas alcoólicas e praticar exercícios aeróbicos – como caminhada, natação e hidroginástica – regularmente, assim como recorrer a técnicas de relaxamento, sempre ajuda a controlar esses sintomas – e todos os demais incômodos do climatério.

Para aliviar as ondas de calores, uma dica é ingerir sucos e água fria, usar roupas leves e procurar permanecer em ambientes refrigerados.

Ressecamento da pele, unhas e cabelos

O ressecamento da pele, das unhas e dos cabelos durante o climatério também é decorrente da diminuição da produção do estrogênio e da progesterona, embora tenha a ver também com predisposição genética. É um sintoma que afeta cerca de metade das mulheres no climatério.

Esse efeito tem a ver também com a lentidão na renovação celular, com a diminuição da produção de sebo pelas células da pele, pela redução do número de fibras de colágeno na derme, a camada intermediária da pele, e por insuficiências da circulação sanguínea, o que prejudica a sua renovação e hidratação natural.

Também em decorrência desses fatos, pode ocorrer ressecamento dos cabelos e surgimento de acne e de pelos em áreas onde antes não havia, como queixo e rosto. A explicação para tudo isso é simples: a ação dos androgênios, os chamados hormônios masculinos – que toda mulher também produz –, torna-se mais intensa com o declínio da produção dos hormônios femininos progesterona e estrogênio, que antes contrabalanceavam a ação dos hormônios masculinos.

Não se pode desconsiderar também que antigos hábitos da mulher podem agravar o ressecamento da pele nessa fase, principalmente se ela foi ou é fumante e se expôs muito aos efeitos nocivos dos raios solares ao longo da vida.

Sabonetes neutros, protetor solar, hidratantes e óleos naturais ajudam a aliviar esses sintomas. Recomenda-se também uma dieta rica em vitaminas e, se for o caso, a ingestão de complexos vitamínicos antioxidantes.

Ressecamento vaginal e perda da libido

As mucosas são tecidos cujas células também são ativadas pela presença do hormônio estrogênio. Com a diminuição desse hormônio no organismo feminino durante o climatério, ocorre um afinamento da espessura da mucosa que reveste a vagina internamente, por causa do ressecamento da sua estrutura celular. O processo é parecido com o que ocorre com a pele, e por isso a mucosa vaginal se torna mais fina e sensível.

O resultado é uma vagina muito fina, pouco flexível, quase atrofiada e duplamente ressecada: de um lado por causa do ressecamento das mucosas que a revestem; de outro, por causa da diminuição da lubrificação vaginal externa, antes realizada pelas secreções sexuais e reprodutivas ativadas também pela libido e a excitação.

Todos esses fatores acabam tornando as relações sexuais dolorosas para a mulher, isso quando não provocam infecções em decorrência de sangramentos por lesões. Instala-se, assim, um verdadeiro círculo vicioso, porque a mulher, tendo que lidar com tantos sintomas, pode facilmente entrar em um estado depressivo anulando sua libido já tão afetada pelos hormônios.

Para diminuir os efeitos do ressecamento vaginal existem sabonetes e cremes específicos, e até lubrificantes para o ato sexual. Quanto à libido e ao desânimo, terapias alternativas e tratamentos psicológicos podem amenizar a situação. Nessa fase da vida, a mulher deve descobrir novas maneiras de lidar com a sexualidade, o amor e o sexo.

Incontinência e infecções urinárias

Nessa fase, os músculos do períneo, que sustentam os órgãos da pélvis, acabam perdendo o tônus por conta de fatores como a proximidade e a instalação da menopausa, o próprio envelhecimento e a decorrência de partos, ocasionando perda involuntária de urina, a chamada incontinência urinária.

Isso faz com que a mulher elimine, sem querer, pequenos jatos de urina quando pratica exercícios físicos, espirra e tosse, por exemplo, causando constrangimentos. A boa notícia é que é possível fortalecer esses músculos com exercícios específicos, voltando a ter controle sobre eles. Para começar, um bom treino é tentar interromper o jato de urina enquanto esvazia a bexiga. Hoje existem tratamentos a *laser* que aumentam a quantidade de colágeno local, eliminando esses sintomas que tanto incomodam as mulheres.

A grande ocorrência de infecções nessa etapa da vida da mulher acontece em função dessas perdas de urina somadas a incontinências urinária e intestinal, que também podem acontecer. Por essa razão são de fundamental importância os cuidados com a higiene, de maneira a evitar que micro-organismos migrem do canal urinário para a vagina através das roupas íntimas sujas.

Prolapso genital

Popularmente chamado de bexiga caída, o prolapso genital também é causado pelo enfraquecimento dos músculos que sustentam os órgãos da região, como paredes do útero, paredes da vagina, bexiga, uretra, intestino e reto.

O resultado é a "queda" de alguns desses órgãos do lugar em que antes ficavam, levando principalmente o útero e a bexiga a pressionar a vulva e às vezes exteriorizar-se, causando incontinência urinária.

Entre as causas do prolapso genital estão sucessivos partos, obesidade, alterações hormonais, menopausa e envelhecimento. A evolução do prolapso é silenciosa, e geralmente a mulher só percebe quando o quadro está instalado. Cirurgias são indicadas quando há comprometimento sério da qualidade de vida da mulher.

Acúmulo de gordura no abdômen

A obesidade abdominal é outra consequência da redução de hormônios no organismo. Ela se caracteriza quando a medida da circunferência passa de 85 centímetros e o problema se torna maior porque esse tipo de gordura aumenta o risco cardiovascular, entre outros fatores preocupantes.

É típico do climatério que a mulher perca gordura nas coxas e no quadril para ganhá-la em torno da cintura, local do qual é muito difícil eliminá-la. Por isso, o melhor a fazer é evitar que ela se acumule, com a prática de exercícios leves e regulares e a adoção de uma dieta equilibrada, com cerca de 1.200 calorias diárias, e a prática regular de exercícios mais leves, como caminhadas diárias de meia hora ou hidroginástica, por exemplo.

Perda de tecido ósseo e osteoporose

A perda do tecido ósseo faz parte do envelhecimento, e qualquer pessoa, de ambos os sexos, está sujeita a isso. Entre as mulheres, porém, a queda de estrogênio no climatério leva a uma perda óssea de cerca de 5% ao ano.

Depois de mais de dez anos de perda óssea, portanto por volta dos 70 anos em diante, é que surge um dos graves problemas do climatério, a chamada osteoporose. Ela se caracteriza pela perda progressiva de massa óssea, o que fragiliza os ossos, e se define quando a densidade dos ossos chega a ter pouco mais da metade da densidade de um jovem adulto. Entre todos os incômodos causados pela chegada da menopausa, a osteoporose é um dos mais preocupantes, porque pode ocasionar fraturas doloridas sem que grandes traumas tenham ocorrido. São afetados geralmente os ossos do pulso, do quadril, da mandíbula e o fêmur, mas o maior risco está mesmo na coluna vertebral, pois a osteoporose provoca esmagamentos de vértebras, que causam muitas dores, debilitam, tiram a autonomia da paciente e fazem com que sua estatura diminua.

Antes de se chegar a esse ponto, porém, é preciso monitorar a doença e ter algumas precauções, como adicionar cálcio e vitamina D ao organismo por meio da alimentação ou suplementos, prática de atividades físicas e exposição ao sol em horários de menor intensidade. A terapia de reposição hormonal também contribui para evitar a osteoporose, mas é preciso que o médico avalie individualmente a possibilidade de cada mulher recorrer a esse tratamento.

O principal exame para rastreamento e diagnóstico da osteoporose é a densitometria óssea.

Dores nas articulações

Não são sintomas registrados por muitas mulheres, mas ainda assim há quem se queixe de dores nas articulações durante o climatério. A suspeita de que elas estão ligadas às consequências da diminuição do estrogênio no corpo – e não a doenças reumáticas típicas do envelhecimento – é confirmada se essas dores desaparecerem se a mulher se submeter à terapia de reposição hormonal. A relação tem a ver com o fato de o estrogênio limitar os níveis de ácido úrico no organismo, o que já não acontece quando ele está ausente.

Alterações da voz

As alterações hormonais do climatério também afetam as cordas vocais da mulher, que ficam mais grossas e ressecadas. O resultado é a rouquidão frequente e a mudança de tom da voz, que fica mais grave. Exercícios de fonoaudiologia podem auxiliar, assim como a terapia de reposição hormonal.

Depressão e irritabilidade

É comum afirmar que a mulher que entra no climatério vive irritada e à beira de um ataque de nervos. É claro que a queda na produção de alguns hormônios tem grande influência nesse estado de espírito, mas proponho imaginar como é o dia a dia dessa mulher, até como forma de entender a pressão que ela sofre.

Imagine-se sendo obrigada a viver uma nova realidade física, que vai modificar seu corpo e a rotina com a qual você estava acostumada havia várias décadas. Tudo vai se complicar um pouco mais com as dificuldades para dormir, ainda mais em uma idade em que o organismo demora mais para se recompor.

As transformações do corpo podem deixar a mulher sem desejo de ter relações sexuais, sujeita a engordar, a ter sua voz alterada e sua pele e cabelos ressecados, quando não for acometida por diferentes dores, suadores e indisposições. Além disso, nesse período a mulher normalmente passa por mudanças sociais, como proximidade da aposentadoria, a independência dos filhos ou até mesmo o choque em perceber que ela está saindo da vida fértil, ou seja, que não pode mais ter filhos.

É compreensível que, com tamanha sobrecarga, muitas mulheres se mostrem irritadas, estressadas, cansadas, com pouca paciência, tristes e com baixa autoestima. Para atravessar essa fase de bem com a vida, com saúde, equilibrada e gostando de si, então, é preciso que a mulher esteja bem informada sobre tudo o que acontece no climatério, de forma a estar um passo à frente dele, com condições de reagir e se preparar para vivenciá-lo da melhor maneira possível.

Doenças cardíacas e arteriais

Mulheres no climatério correm mais risco de desenvolver problemas cardíacos e circulatórios, em decorrência da maior quantidade de homocisteína, um aminoácido que, quando em excesso no sangue, é bastante nocivo para o coração e que normalmente é inibido pelo estrogênio. Com a diminuição do estrogênio circulando no sangue, aumenta o risco de as mulheres sofrerem de doenças cardiovasculares, especialmente se mantiverem o colesterol alto.

Os problemas mais recorrentes são ataques cardíacos, derrame e trombose, este último caracterizado pela formação de trombos na corrente sanguínea, que podem matar se chegarem ao coração.

A saúde da mulher – Dr. José Bento

O tratamento também inclui terapia de reposição hormonal, além de dieta balanceada e prática regular de exercícios. Recorrer à ingestão de vitaminas B6, B9 (ou ácido fólico) e B12 é um jeito de minimizar esse risco. Daí mais uma razão para a mulher manter consultas médicas regulares e seguir à risca dietas equilibradas e especialmente pensadas para essa fase da vida.

Como aliviar os sintomas do climatério

Com os significativos avanços da medicina – inclusive no entendimento da menopausa e do climatério com a descoberta de novos tratamentos e a compreensão de que fatores sociais e emocionais estão inter-relacionados aos aspectos físicos dessa fase –, a cada nova geração, mais mulheres vivem durante mais anos nesse período. Hoje, por exemplo, o tempo de duração da menopausa é de cerca de trinta anos. Então, eu pergunto: como viver durante todos esses anos?

Não dá para negar que o climatério é uma fase de mudanças bem intensas e radicais em comparação com as que você viveu anteriormente. No entanto, ela tem um diferencial em relação às fases vividas anteriormente pela mulher: nessa etapa da vida, a maturidade e a experiência adquiridas devem ser usadas para enfrentar essas mudanças sem medos, com calma, sabedoria e, principalmente, com muito amor-próprio.

A melhor maneira de lidar com os sintomas do climatério é tomando cuidados com a saúde física e mental, que incluem consultas periódicas, realização de exames, adoção de dieta saudável e equilibrada, prática de exercícios e a busca pelo equilíbrio pessoal.

Caminhadas diárias, hidroginástica, pilates, relaxamento são exemplos de práticas regulares indicadas para as mulheres que estão

Menopausa – A grande mudança da maturidade

vivendo o climatério. É preciso incluir no dia a dia também algumas atividades prazerosas, que podem ir da jardinagem ao artesanato, da música à leitura, do cinema ao bate-papo descompromissado com uma amiga.

Terapia de reposição hormonal

Geralmente é a terapia de reposição hormonal que consegue resolver a maior parte dos sintomas do climatério, mas esse é um tratamento que deve ser acompanhado com médicos que tenham experiência no assunto. Vários estudos sendo desenvolvidos vêm mostrando que a reposição de hormônios é muito segura e que traz muitos benefícios à mulher.

A adoção do tratamento requer, porém, a realização de exames e acompanhamento médico, pois é preciso levar em conta as condições de saúde da mulher e a necessidade específica de cada uma.

Essas considerações vão levar o médico a tomar a decisão sobre quais hormônios repor e de que maneira. Normalmente, são indicados os hormônios estrogênio e progesterona, embora às vezes também seja necessário androgênio e até melatonina, que é o hormônio responsável pelo sono. A maioria das mulheres vai precisar, em algum momento, ajustar as doses e a medicação.

> **Você sabia que...**
>
> ... os hormônios que menos causam efeitos colaterais na mulher durante a reposição hormonal são os que contêm a mesma composição molecular que os hormônios produzidos pelo corpo da mulher? Eles são chamados de bioidênticos.

A administração dos hormônios pode ser por via oral ou por via parenteral, em que o medicamento não passa pelo sistema digestivo, ou seja, é administrado via injeção, adesivos ou gel. Na via parenteral evitam-se efeitos colaterais sobre estômago e fígado.

A terapia hormonal é contraindicada para mulheres com doenças hepáticas e sujeitas a trombose. As mulheres fumantes também não devem recorrer a alguns tratamentos de reposição hormonal usados no climatério, porque aumentam significativamente o risco de trombose. O motivo está nas substâncias tóxicas presentes no cigarro, que prejudicam a circulação sanguínea, naturalmente já afetada pelas oscilações hormonais dessa fase.

A reposição hormonal é uma grande arma que a mulher tem como aliada nessa fase, mas deve ser administrada por profissionais que estejam acostumados com esse tipo de tratamento.

O que é preciso ter em mente é que esse tipo de tratamento resolve boa parte dos problemas físicos, mas não os de ordem social, afetiva, emocional e psicológica, por mais que estejam inter-relacionados. A terapia pode, na verdade, apenas auxilar a mulher, na medida em que diminui os incômodos que a deixam mais nervosa e estressada, como insônia, fogachos, perdas urinárias etc. Buscar maneiras de tratar a mente e de melhorar a convivência continuam válidas e necessárias.

Dieta equilibrada

Já é consenso entre os médicos que, para combater os sintomas do climatério, uma das grandes aliadas da mulher é a alimentação balanceada, com alimentos naturais, que forneçam a seu organismo substâncias que justamente estão lhe fazendo falta nesse momento.

A recomendação básica é evitar o consumo de alimentos muito gordurosos, com excesso de sal ou de açúcar, preferindo-se verdu-

Menopausa – A grande mudança da maturidade

ras, legumes e frutas, e doses reguladas de carboidratos e sementes oleaginosas. É preciso também consumir cerca de 2 litros de água por dia.

Deve-se evitar o consumo de carnes muito gordas, aquelas que possuem as chamadas gorduras saturadas, preferindo alternativas como peixes ricos em ômega-3, como salmão e sardinha. Os alimentos processados e que contêm gordura *trans* devem ceder lugar na dieta a alimentos *in natura*, já que os industrializados contêm muitos conservantes e sal. Entre os alimentos a serem evitados estão frios, linguiças, hambúrgueres, empanados, macarrão instantâneo e conservas. Passe longe também dos doces e dos refrigerantes, das bebidas alcoólicas e daquelas ricas em cafeína, como café e alguns chás.

Também são recomendados alimentos que contêm bioflavonoides e vitamina C, presentes nas frutas cítricas, indicados para combater os fogachos. Já os alimentos ricos em vitamina E são indicados para amenizar o ressecamento da pele e das mucosas: feijão, aveia, gérmen de trigo, ervilha, cereais integrais e sementes oleaginosas, como nozes, castanhas, amêndoas e avelãs.

Antioxidantes naturais são os alimentos que ajudam a retardar os efeitos do envelhecimento. São exemplos desses alimentos peixes e castanhas (fontes de selênio), alimentos de cor alaranjada, como cenoura, abóbora, mamão, tomate (betacaroteno) e cereais integrais (zinco). Já o cálcio, indicado para combater os riscos da osteoporose, é encontrado no leite e seus derivados, como queijos e iogurtes, mas também em derivados da soja, como o leite de soja e o tofu.

As vitaminas B6, B9 e B12 são imprescindíveis para a mulher durante o climatério. A B6 está presente no gérmen de trigo, fígado e cereais; a B9, também conhecida por ácido fólico, no grão-de-bico, lentilha, salada verde, aspargos, vagem, repolho, espinafre, nozes e castanhas; B12, em carnes, peixes, crustáceos e laticínios.

Os carboidratos, como batata, mandioca, banana, arroz e trigo, são fonte de energia e ajudam a combater a depressão. No entanto, eles devem ser consumidos com moderação, para não aumentar o ganho de peso durante o climatério.

Acrescentar fibras naturais na dieta ao longo do climatério é importante para combater o colesterol ruim e ajudar no trânsito intestinal. Fibras são encontradas principalmente em alimentos integrais e nas folhas verdes.

Outra dica importante é polvilhar semente de linhaça moída na hora sobre as refeições, já que a linhaça, segundo pesquisas recentes, além de ser rica em fibras, ácidos graxos e proteína, potencializa os efeitos positivos do ômega-3. Mas é por ser a maior fonte alimentar de lignanas, um fitoesteroide muito recomendado por imitar a ação do estrogênio no organismo, que ela se torna altamente recomendada no climatério.

Além de prestar atenção ao tipo de alimento que é ingerido, é também importante prestar atenção em como essa alimentação é feita: a recomendação é sempre ingerir quantidades menores em refeições mais frequentes, distribuídas ao longo do dia. Você pode optar por ingerir de três a cinco porções de frutas e de quatro a cinco porções de vegetais por dia, comendo sempre de duas em duas horas.

É claro que aqui faço apenas um resumo de algumas dicas importantes, para efeito de orientação. Às mulheres que estão passando por essa etapa, recomendo que consultem um nutricionista, o profissional mais indicado para avaliar seu histórico médico e traçar o cardápio mais apropriado para a sua saúde.

Às vezes será preciso ter força de vontade para se adaptar, principalmente se for necessário deixar de comer muita coisa a que se está acostumada. Lembre-se de que, em tempos de climatério, alguns alimentos só aumentam o mal-estar e prejudicam a saúde. O importante é se concentrar nos benefícios que essa mudança de hábito pode trazer, dando-lhe mais saúde e vitalidade nessa fase da vida.

Menopausa – A grande mudança da maturidade

Você sabia que...

... existe a opção de se recorrer aos suplementos alimentares para garantir a dose certa de vitaminas, sais minerais e outras substâncias necessárias ao bom funcionamento do organismo durante o climatério? Compostos multivitamínicos com as vitaminas A, B, C, D e E estão disponíveis no mercado, assim como cápsulas de cálcio, magnésio, vitamina D e compostos com ômega-3. Algumas dessas vitaminas, embora nem todas, podem ser encontradas na rede pública mantida pelo SUS, mas sempre dependem de prescrição médica para ser solicitadas.

A dosagem e a indicação de cada um desses compostos devem ser feitas por médicos e nutricionistas, já que a automedicação sempre pode trazer riscos para a saúde. Altas doses de certas substâncias, por exemplo, podem provocar diarreias e outros problemas sérios.

Últimas palavras

Como disse a atriz Angelina Jolie ao comunicar que havia retirado o ovário, "conhecimento é poder". Ela já havia realizado uma mastectomia, ou seja, a remoção completa das mamas. A decisão de se submeter a essas duas cirurgias foi motivada pela descoberta de que possuía um grande risco de desenvolver câncer de ovário.

O caso de Angelina Jolie é extremo, mas serve para mostrar que conhecer o funcionamento do corpo é fundamental para que se possa, sempre com a ajuda de especialistas, assumir a responsabilidade pela própria saúde. Foi pensando nisso que escrevi este livro, e por isso espero que as informações nele presentes possam lhe ajudar a atravessar – e aproveitar – todas as fases da vida mais segura de si, de seu corpo e das mudanças pelas quais ele passa.